常见药材食材速查手册

《健康大讲堂》编委会 主编

黑龙江科学技术出版社
HEILONGJIANG SCIENCE AND TECHNOLOGY PRESS

图书在版编目（CIP）数据

常见药材食材速查手册 /《健康大讲堂》编委会主编.
-- 哈尔滨：黑龙江科学技术出版社，2013.7（2024.2重印）
（健康大讲堂）
ISBN 978-7-5388-7390-0

Ⅰ. ①常… Ⅱ. ①健… Ⅲ. ①中药材－手册②烹饪－原料－手册 Ⅳ. ①R282-62②TS972.111-62

中国版本图书馆CIP数据核字(2012)第294571号

常见药材食材速查手册

CHANGJIAN YAOCAI SHICAI SUCHA SHOUCE

主　　编　《健康大讲堂》编委会
责任编辑　刘丽奇 汝海婧
出　　版　黑龙江科学技术出版社
　　　　　地址：哈尔滨市南岗区公安街70-2号　邮编：150007
　　　　　电话：（0451）53642106　传真：（0451）53642143
　　　　　网址：www.lkcbs.cn
发　　行　全国新华书店
印　　刷　三河市天润建兴印务有限公司
开　　本　723 mm×1020 mm　1/16
印　　张　10
字　　数　100千字
版　　次　2013年7月第1版
印　　次　2013年7月第1次印刷　2024年2月第2次印刷
书　　号　ISBN 978-7-5388-7390-0
定　　价　59.00元

序言 Preface

随着时代的高速发展，人们对很多事情都追求一个“快”字。无论是工作还是生活，都要求有效率，饮食亦是如此。面对庞大的药材、食材世界，我们要怎样才能快速找到自己需要的药材、食材并很好地利用它们呢？本书将给你一个满意的答案。

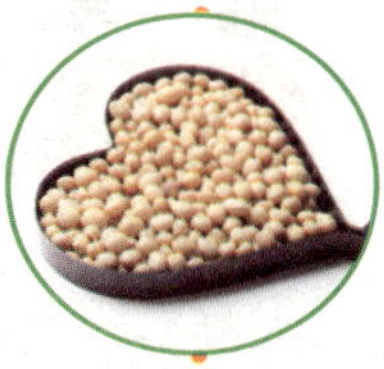

中药养生，是老祖宗数千年来所积累的智慧的一种结晶。中药材是大自然的恩赐，如能精确、灵活地加以运用，则是养生治病的珍宝。现在，越来越多的人钟情于用中药材来调理身体，有病治病，无病养生。人们可根据自身体质去选择适合自己的药材做成药膳，这样在尽享美味的同时，又能达到强身健体的目的。本书第一部分对118种常见药材的基础知识进行了详细的介绍，包括别名、性味、归经、药效特征、药用价值、选购保存、使用须知等，让人们在认识中药材的同时，也能够根据自己的实际需求去选择和合理利用。

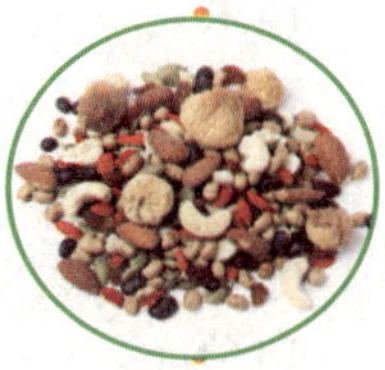

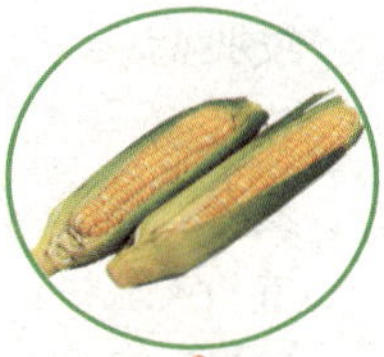

“吃货”，是现代网络流行用语，代表着对美食有特殊偏爱的一类人。所谓“民以食为天”，其实每个人打心底都是一个“吃货”。美食对于人们来说是如此地重要，但我们是否真正了解这些“美食”呢？本书第二部分为160种常见食材的详解，对于每一种食材均介绍了其基础知识，且加入了相宜相克的内容，并以此为重点。“健康是人生最大的财富，而饮食是健康的根本。”本书力求让人们对食材有一个更好的认识，让人们在享受美食的同时，避免走入饮食误区，吃得健康，吃得放心。

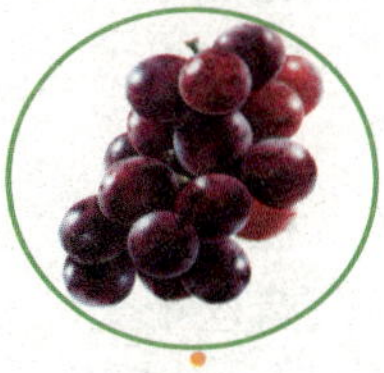

在现在这个竞争激烈、节奏紧促的社会里，养生保健已经是生活必备要件。而懂得正确选择药材、食材正是养生保健的基础。希望借由本书，能让您学到更多药材、食材的相关知识，让你吃一回健康的“药食快餐”！

《健康大讲堂》编委会

目录 CONTENTS

第一章

常见药材面面观

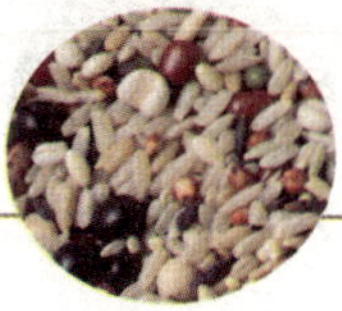
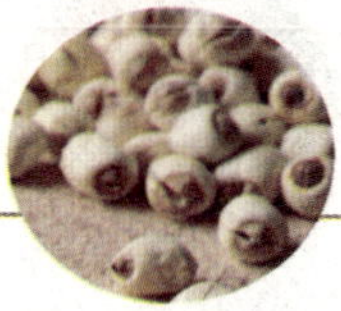
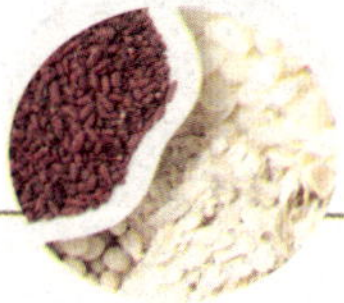
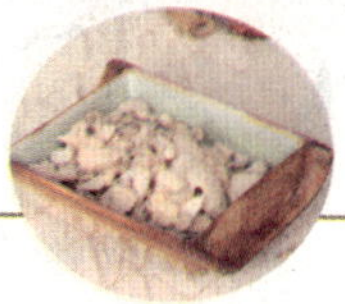

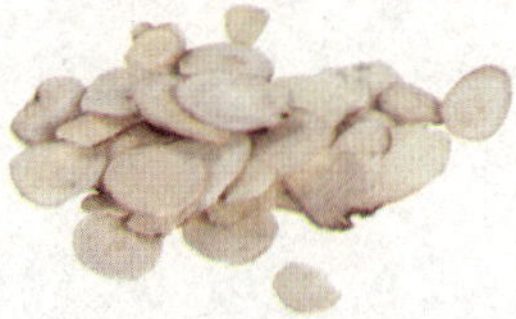

第二章
常见食材面面观

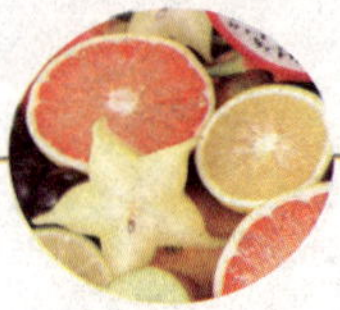
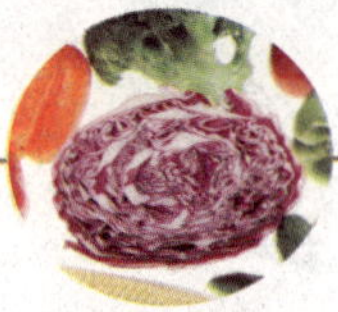
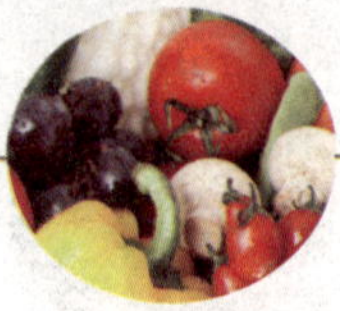
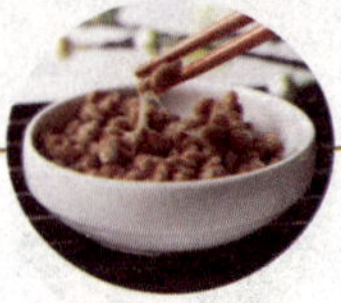

第一章

常见药材面面观

喜好养生的人在平常煲汤时，可根据自身体质选择加入适合自己体质的药材制成药膳，这样，不仅可以品尝药膳的美味，而且在享受美味的同时还可以达到强身健体的目的，何乐而不为呢？所以，熟悉每一种药材的药性、功效、使用禁忌等方面是非常重要的。每一种药材都有其各自的特性，即“药性”，人们以药物的药性来纠正人体所表现的阴阳盛衰，使人体恢复健康状态。药材的药性包括性味归经、升降沉浮等。药材具有寒、热、温、凉四种药性，即“四性”，又称为“四气”。温性和热性药材一般都具有温里散寒的特性，适用于寒性病症。寒性和凉性药材多具有清热、泻火、解毒的作用，适用于热性病症。除“四性”外，还有药性平和的“平性”。药物的“五味”是指酸、苦、甘、辛、咸五种不同的药味，五味的功用主要体现在：酸味能收敛固涩、帮助消化、改善腹泻；苦味能清热泻火、降火气、解毒、除烦、通泻大便，如黄连，其味极苦，但却有很好的下火功效；甘味能滋补、和中、缓急，如枸杞子，枸杞味道清甜，能滋阴补肝、明目；辛味能发散风寒、行气活血，如生姜，感冒初期，喝生姜水能起到很好的驱散风寒功效；咸味能泻下通便、软坚散结、消肿。药材的归经是指药材发挥治疗作用的具体部位。每种药材都有其功效主治，对脏腑经络有明显的选择性，例如柴胡能疏肝理气，归肝经；酸枣仁能治失眠，归心经；肉苁蓉能补肾阳、益精血，归肾经；山药能健脾益胃，归脾、胃经等。升降沉浮指的是药物作用于人体的四种不同趋向：升，是指药物具有上升、提升的作用；浮，是指药物具有上浮外散的作用；降，是指药物具有下降、降逆的作用；沉，是指药物具有下沉、泻利的作用。只有在充分认识药材各种性质的前提下，才能更合理地利用它们，才能对应自身的体质，选择最适合自己的药膳！

补虚药

凡能补虚扶弱，纠正人体气血阴阳虚衰的病理偏向，以治疗虚证为主要作用的药物，均称为补虚药。其补虚作用又有补气、补血、补阴、补阳之分。补虚药大多味甘甜，能够扶助正气，具有补虚作用。补虚药主要用于久病、大病之后，正气不足或先天不足、体质虚弱，或年老体虚所出现的各种虚证，或用于疾病过程中，邪气未尽、正气已衰，抗病能力下降，正虚邪实的病症。补虚药主要具有增强机体免疫功能、降低血脂、提高记忆力、调节内分泌、延缓衰老、抗氧化、改善消化功能的作用。

【补气药】

人参

● 别名
棒槌、山参、园参、神草、地精

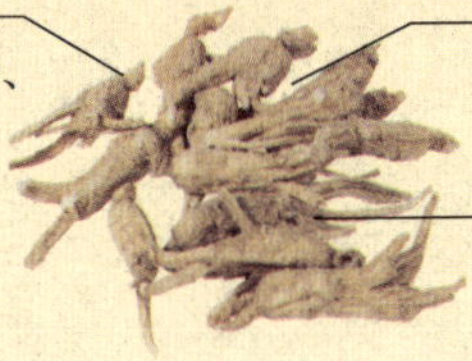

● 性味
性平，味甘、微苦。

● 归经
归脾、肺经。

◎人参具有大补元气、复脉固脱、补脾益肺、生津安神的功效，为体虚乏力者的滋补良药。

◎疗效特征 可用于治疗体虚欲脱、肢冷脉微、脾虚食少、肺虚喘咳、津伤口渴、内热消渴、久病虚羸、惊悸失眠、阳痿宫冷、心力衰竭、心源性休克等症。

◎药用价值 人参具有大补元气的作用，并有很强的升高血压、改善心肌缺血的作用，用于心肌梗死引起的休克。人参能加速溃疡愈合，增强食欲，对脾胃虚弱、食欲不振有较好的疗效。人参对中枢神经系统有调节作用，可镇静、抗惊厥，治疗神经衰弱，消除疲劳。人参可增强骨髓造血功能，增强性功能，促进性激素，可用于治疗阳痿、早泄、精子稀少等症。人参还具有强心、保肝、降血脂、镇静、抗癌、抗氧化、抗衰老等作用。

◎选购保存 红参类中以体长、色棕红或棕黄、半透明，皮纹细密有光泽、无黄皮、无破疤者为佳。边条红参优于普通红参。红直须质量优于红弯须。山参是各种人参中品质最佳的一类。其中又以纯野山参为上品，其补气固脱的功效尤佳。各类山参中均以五形俱佳为优。生晒参类性味偏寒，且加工中不损失成分，以体重、无杂质、无破皮者为佳。人参要置于阴凉干燥处密封保存，防蛀、防霉。

使用须知 内服：食用量一次3～9克，可煎服，兑入汤剂服用，治疗虚脱可用15～30克。人参不能与藜芦、五灵脂制品同服，不宜与萝卜同食，不宜与浓茶同饮。烹调人参时，应把人参切断或者拍碎；芦头容易引起呕吐，也应去掉。

【补气药】

西洋参

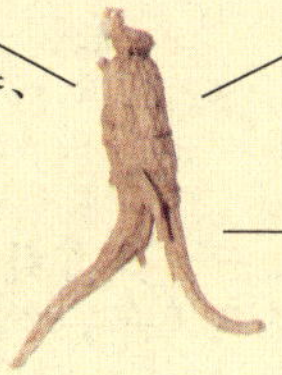

● **别名**
西洋人参、洋参、西参、花旗参、广东人参

● **性味**
性凉，味甘、微苦。

● **归经**
归心、肺、肾经。

◎ 西洋参具有抗惊厥、增强记忆力、解热镇痛、益肺阴、清虚火、生津止渴的功效。

◎疗效特征 可用于治疗肺虚久嗽、失血、咽干口渴、虚热烦倦等症；临床上常用来治疗肺结核、伤寒、慢性肝炎、慢性肾炎、红斑狼疮、再生障碍性贫血、白血病、肠热便血等病。

◎药用价值 西洋参适用于神经衰弱、精神病、记忆减退、老年病等；它能抗心律失常、心肌缺血和再灌损伤，可用于心律失常、冠心病、心肌梗死、冠状动脉搭桥手术症等。此外，西洋参还可调血脂、降血糖、抗动脉粥样硬化，适用于高脂血动脉硬化、糖尿病等。

◎选购保存 选购以完整、条粗皮细、横纹多、质地坚实者为佳；宜密封，置阴凉干燥处保存。

使用须知 西洋参能增强体质，抗病毒，老年病、性机能低下、贫血、癌症及各种休克症患者宜服；体质虚寒、感冒及消化不良的人不宜服用。此外，西洋参不宜与藜芦同用，服用期间不宜饮茶，吃白萝卜。

【补气药】

党参

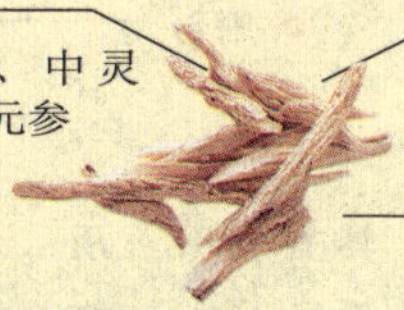

● **别名**
黄参、狮头参、中灵草、东党参、汶元参

● **性味**
性凉，味甘、微苦。

● **归经**
归心、肺、肾经。

◎ 党参为中国传统的补益药。具有补中益气、健脾益肺的功效。

◎疗效特征 党参一般可用于治疗脾肺虚弱、气短心悸、食少便溏、虚喘咳嗽、内热消渴等症。

◎药用价值 党参能显著增强网状内皮系统的功能，特别是与黄芪、灵芝合用，作用更强，故能提高机体的抗病能力及抗疲劳的作用。其次，党参有良好的补血作用，能使血液中的红细胞数和血红蛋白显著增加，可用于贫血症。此外，党参还有明显的降压作用。

◎选购保存 西党参以根条肥大、粗实、皮紧、横纹多、味甜者为佳；东党参以根条肥大、外皮黄色、皮紧肉实、皱纹多者为佳；潞党以独支不分叉、色白、肥壮粗长者为佳。宜密封，置阴凉干燥处保存。

使用须知 气滞和火盛者慎用，有实邪者忌服党参。用党参煎汤时，可酌加陈皮或砂仁，能预防食后腹胀症状。在使用党参的时候应注意，党参不宜与藜芦同用。

【补气药】

黄芪

● 别名
北芪、绵芪、口芪、西黄芪

● 性味
性温，味甘。

● 归经
归肺、脾、肝、肾经。

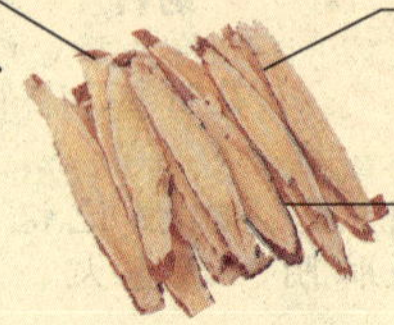

◎黄芪为常用中药之一，具有补气固表、利尿消肿、排脓托毒、敛疮生肌的作用。

◎疗效特征 用于慢性衰弱、中气下陷所致的脱肛、子宫脱垂、内脏下垂、崩漏带下等症，还可治疗自汗、消渴（糖尿病）。

◎药用价值 黄芪具有增强病毒诱生干扰素的能力，在感冒流行季节服用，起到减少感冒次数，缓解感冒症状，增强免疫力，增强机体耐缺氧及应激能力的作用。其次，黄芪对正常心脏有加强收缩的作用，能改善病毒性心肌炎患者的左心室功能，并能抗心律失常。此外，黄芪还具有降血压和血糖，预防贫血的作用。

◎选购保存 选购以条粗长、皱纹少、质坚而绵、断面黄白色、粉性足、味甜者为佳。宜置于通风干燥处保存。

使用须知 高血压症、面部感染等患者应慎用，消化不良、上腹胀满和有实证、热证等情况的不宜用黄芪。

【补气药】

白术

● 别名
山蓟、山芥、天蓟、山姜、冬白术

● 性味
性温，味苦、甘。

● 归经
归脾、胃经。

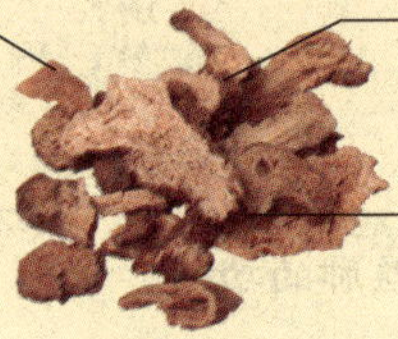

◎白术以根茎入药，具有多项药用功能，有健脾益气、燥湿利水、止汗、安胎的功效。

◎疗效特征 常用于脾胃气弱、倦怠少气、虚胀腹泻、水肿、黄疸、小便不利、自汗、胎气不安等病症的治疗。

◎药用价值 白术可促进肠胃运动，帮助消化，还对呕吐、腹泻有一定的作用，但常需配消导药或利水渗湿药同用。其次，白术能抑制子宫平滑肌，对自发性子宫收缩以及益母草等引起的子宫兴奋性收缩有显著抑制作用，所以有较好的安胎作用。此外，白术还有抗氧化、延缓衰老、利尿、降血糖、抗菌、保肝、抗肿瘤等药理作用。

◎选购保存 选购以体大、表面灰黄色、断面黄白色、有云头、质坚实者为佳。宜置于阴凉、干燥处，防蛀。

使用须知 白术性温而燥，故有高热、阴虚火盛、津液不足、口干舌燥、烦渴、小便短赤、温热下痢、肺热咳嗽等情况的患者不宜使用。另外，不宜与桃、李子、大蒜、土茯苓同食，以免降低药效。

【补血药】

当归

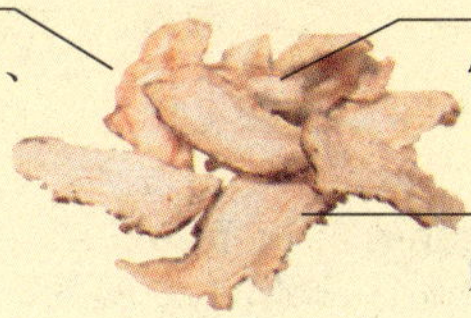

● 别名
干归、西归、干白、云当归、秦归
● 性味
性温，味甘、辛。
● 归经
归肝、心、脾经。

◎当归具有补血和血、调经止痛、润燥滑肠的功效，为调经止痛的理血圣药。

◎疗效特征 多用于治疗月经不调、经闭腹痛、症瘕积聚、崩漏、血虚头痛、眩晕、痿痹、赤痢后重、痈疽疮疖、跌打损伤等症。

◎药用价值 当归是无毒免疫促进剂，有兴奋和抑制子宫平滑肌双向性作用，能增强心肌血液供应，对心肌缺血、心律失常有明显的改善作用。其次，当归有抗血小板凝聚、抑制血栓形成、抗贫血、促进血红蛋白及红细胞生成的作用；它还能提高机体免疫力，而且有很强的镇痛作用。

◎选购保存 以主根大、身长、支根少、断面黄白色、气味浓厚者为佳。置阴凉干燥处，防潮、防蛀。

使用须知 慢性腹泻、湿阻中满、大便溏薄者以及热盛出血者不宜服用当归。当归的疗效会随使用部位的不同、煎煮时间的长短而有所差异，归身比归尾的药效强。

【补血药】

熟地黄

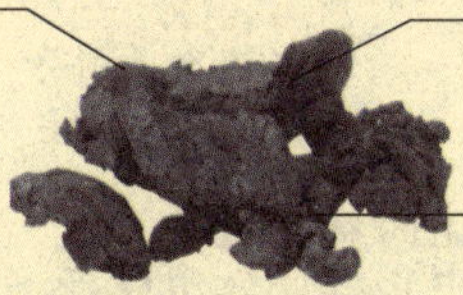

◎熟地黄，中药名，又名熟地。具有滋阴补血、补肾益精的功效，为补血滋阴的常用药。

◎疗效特征 可用于肝肾虚、腰膝酸软、盗汗遗精、内热消渴、血虚萎黄、心悸怔忡、月经不调等，也是治疗糖尿病、慢性肾炎、高血压症、神经衰弱等疾病的常用药。

◎药用价值 熟地黄可促进贫血患者红细胞、血红蛋白的恢复，加快造血干细胞、骨髓造血细胞的增殖分化作用。其次，熟地黄能显著抑制肝脏出血性坏死及单纯性坏死，对高脂食物引起的高脂血症、脂肪肝及肝静脉出血症均有抑制作用。此外，熟地黄还能调节异常的甲状腺激素状态。

◎选购保存 选购以个大、体重、质柔油润、断面乌黑、味甜者为佳。保存时用胶袋密封包装，置于通风干燥处，防霉、防蛀。

使用须知 凡外感未清、消化不良、脾胃虚寒、大便泄泻者不宜使用熟地。熟地久服可能有腹胀、腹泻、胃胀等反应，但与陈皮、砂仁同用可减少这些副作用。

【补血药】

阿胶

● **别名**
傅致胶、盆覆胶、驴皮胶

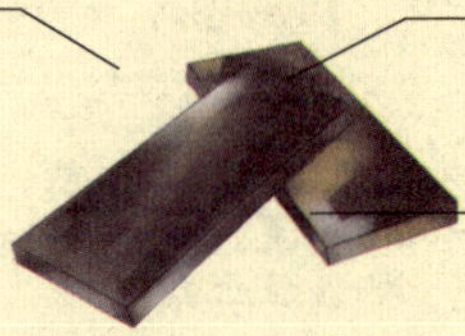

● **性味**
性平，味甘。

● **归经**
归肺、肝、肾经。

◎阿胶是一种名贵的补血圣品，具有滋阴润燥、补血、止血、安胎的功效。

◎疗效特征 可用于治疗眩晕、心悸失眠、血虚、虚劳咳嗽、吐血、衄血、便血、月经不调、崩中、胎漏等病症。

◎药用价值 阿胶具有提高红细胞数和血红蛋白量，促进造血功能的作用，还能提高机体耐缺氧、耐寒冷、抗疲劳的能力。口服阿胶能非常显著地促进凝血，缩短凝血时间，但只用于吐血、衄血等内出血，对外部大出血效果不明显。阿胶中钙含量较高，可用于治疗骨质疏松和骨质增生及各类骨折。阿胶还有防血管渗漏、抗休克的作用。

◎选购保存 选购以色乌黑、光亮，无腥臭气，经夏不软者为佳。贮藏于干燥容器内，密闭，置阴凉干燥处，防潮。

使用须知 内服烊化阿胶10~30克，炒阿胶可入汤剂或丸、散。阿胶质地黏腻。消化能力弱的人不宜服用；素体内热较重，有口干舌燥、潮热盗汗时也不适宜服用阿胶。

【补血药】

白芍

● **别名**
金芍药、白芍

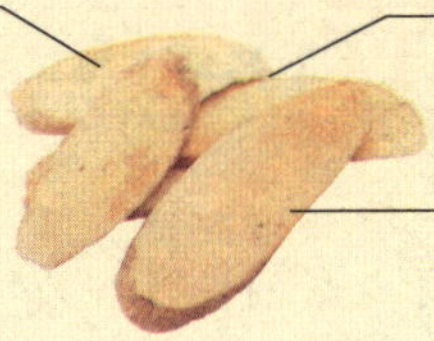

● **性味**
性凉，味苦、酸。

● **归经**
归肝、脾经。

◎白芍是一种常见的补血良药，具有养血柔肝、缓中止痛、敛阴收汗的功效。

◎疗效特征 生白芍平抑肝阳，炒白芍养血敛阴，酒白芍可用于和中缓急、止痛，具有较强的镇痛效果。白芍多用于治疗胸腹疼痛、泻痢腹痛、自汗盗汗、阴虚发热、月经不调、崩漏、带下等常见病症。

◎药用价值 白芍中所含的白芍总苷具有抗炎和调节免疫功能等药理作用，临床上用于类风湿性关节炎及老年病的治疗效果较好。此外，白芍还有抗氧化、镇痛、抗惊厥等药理作用。

◎选购保存 以根粗长、匀直、质坚实、粉性足、表面洁净者为佳。在各地产品中，杭白芍因生长期长、加工细致而为白芍中的上品；宜置干燥处保存，防虫蛀。

使用须知 白芍多煎煮成药汤内服，一般用量在10～15克，大剂量可用到30克，但虚寒、腹痛、泄泻者慎服，且不能与藜芦同用。

【补血药】

龙眼肉

● **别名**
蜜脾、龙眼干、福肉、桂圆、桂圆肉

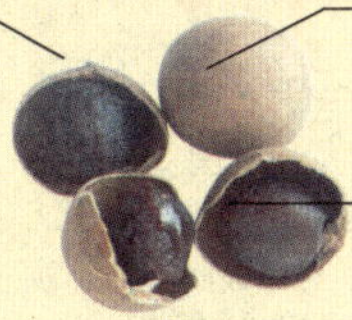

● **性味**
性温，味甘。

● **归经**
归心、脾经。

◎龙眼肉是传统的补血补益药，具有补益心脾、养血宁神、健脾止泻、利尿消肿等功效。

◎疗效特征 适用于病后体虚、血虚萎黄、气血不足、神经衰弱、心悸怔忡、健忘失眠等病症。龙眼对孕妇尤为有益，可防治津液气血不足导致的小腿痉挛。

◎药用价值 龙眼肉具有增进红细胞及血红蛋白活性、改善毛细血管脆性、降低血脂、增加冠状动脉血流量的作用，对心血管疾病有防治作用。其次，龙眼是健脾益智的传统食物，对失眠心悸、神经衰弱、记忆力减退、贫血有较好的疗效。此外，龙眼对子宫癌细胞的抑制率超过90%。

◎选购保存 以色金黄、肉厚、质细软、体大、半透明、气香、味甜、嚼之口感“起沙”者为佳。保存置通风干燥处，防潮、防蛀。

使用须知 妇女更年期是妇科肿瘤好发的阶段，适当吃些龙眼有利健康，能使女性脸色红润，身材丰满。龙眼虽好，但痰多火盛、无食欲、腹胀、舌苔厚腻、大便滑泻以及患有慢性胃炎的人要忌吃龙眼。

【补血药】

大枣

● **别名**
干枣、美枣、良枣、红枣

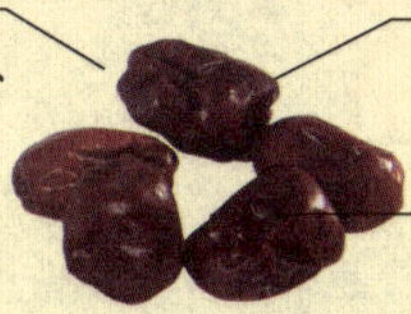

● **性味**
性温，味甘。

● **归经**
归脾、胃经。

◎大枣被誉为“天然维生素丸”，有补脾和胃、养血益气、调营卫、解药毒等功效。

◎疗效特征 常用于治疗胃虚食少、脾弱便溏、气血津液不足、营卫不和、心悸怔忡等常见病症，是一种药效缓和的强壮剂。

◎药用价值 红枣能促进白细胞的生成，降低血清胆固醇，提高人血白蛋白，保护肝脏，还能抑制癌细胞，使癌细胞向正常细胞转化。鲜枣中丰富的维生素C，可使体内多余的胆固醇转变为胆汁酸，有效预防胆结石；所含的钙和铁，对防治骨质疏松和贫血有重要作用。此外，大枣所含的芦丁，能降低血压，使血管软化。

◎选购保存 选购以光滑、油润、肉厚、味甜、无霉蛀者为佳，保存应置于胶袋或容器中密封，防蛀、防霉、防鼠咬。

使用须知 红枣可直接食用，也可煮汤泡水。煮汤泡水时宜把红枣撕开口子，这样做红枣更易出味。龋齿疼痛、腹部胀满、便秘、消化不良、咳嗽、糖尿病等患者不宜常食红枣。

【补血药】

何首乌

● **别名**
地精、首乌、陈知白、马肝石、小独根

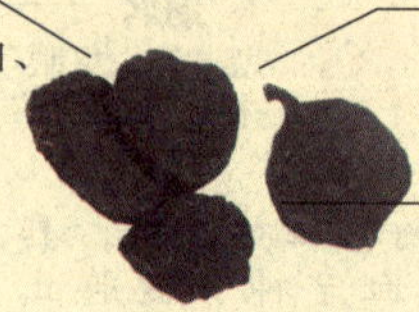

● **性味**
性微温，味苦、甘、涩。

● **归经**
归肝、肾经。

◎何首乌有补肝益肾、养血祛风的功效，常用来治肝肾阴亏、发须早白、血虚头晕、腰膝软弱等症。

◎疗效特征 何首乌有生首乌和制首乌之分。生首乌解毒、润肠通便、消痈的效果显著；制首乌能补益精血、乌须发、补肝肾、强筋骨；而经黑豆、黄酒拌蒸熟制成的何首乌长于补血，最能滋补强壮。

◎药用价值 富含蒽醌衍生物和卵磷脂，有改善脑力的作用，能降低血脂，缓解动脉粥样硬化的形成，组织在血清中滞留或渗透动脉内膜，还具有增强机体非特异性免疫及细胞免疫作用。何首乌所含的微量元素能抗衰老，保护超氧化歧化酶，抑制单胺氧化酶活性，保护胸腺。

◎选购保存 以个大、体重、质坚实、断面无裂隙、显粉性者为佳。宜置干燥处，防蛀保存。

使用须知 多食何首乌能使头发乌黑柔亮。何首乌性温，大便溏泄及内有湿痰者不宜服用。有肝病史或其他严重疾病的患者需要在医生指导下服用。何首乌忌与葱、蒜、猪血、无鳞鱼、萝卜同食。

【补血药】

绞股蓝

● **别名**
七叶胆

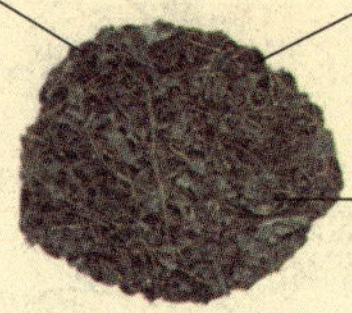

● **性味**
性寒，味苦。

● **归经**
归肺、脾、肾经。

◎绞股蓝被称为神奇的“不老长寿药草”，具有益气养血、消炎解毒、养心安神、止咳祛痰等作用。

◎疗效特征 可用来治疗气血亏虚、失眠多梦、肺热咳嗽、疮痈肿毒等症，现多用作滋补强壮药。

◎药用价值 绞股蓝能有效降低血脂、血压、血糖，抗动脉硬化，保护心肌，还能调节大脑皮质兴奋和抑制反应的平衡，对中枢神经系统有双向调节作用，具有镇静、催眠、抗紧张、解疲劳、增强记忆力等功效。其次，绞股蓝还具有乌发、生发、美容的效果。此外，绞股蓝还具有防止正常细胞癌化，提高肿瘤细胞的基因突变能力。

◎选购保存 选购绞股蓝以全株完整、色绿、气微、味苦的为佳。宜置干燥处保存。

使用须知 以绞股蓝为添加剂制作的食品，是集营养滋补、保健强身、防病治病为一体的绿色新食品。因绞股蓝性寒，所以脾胃虚寒，经常腹泻的患者应少食。

北沙参

● **别名**

沙参、海沙参、银条参、莱阳参、辽沙参、野香菜根

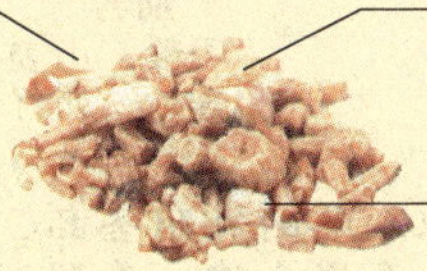

● **性味**

性凉，味甘、苦。

● **归经**

归肺、胃经。

◎北沙参具有养阴清肺、祛痰止咳、益脾健胃、养肝补肾、生津祛痰的功效。

◎疗效特征 适用于肺热、阴虚引起的肺热咳嗽、痨嗽咯血，及热病伤津引起的食欲不振、口渴舌干、大便秘结、皮肤干燥等。

◎药用价值 北沙参内含有花椒毒素，对癌细胞及肉瘤的抑制作用较大，还能提高T细胞比值，提高淋巴细胞转化率，升高白细胞，增强巨噬细胞功能，延长抗体存在时间，提高B细胞能力，促进免疫功能。近代临床常用北沙参与其他药材配伍，治疗肺癌、鼻咽癌、肝癌等癌症。北沙参还可增强正气，减少疾病，其所含的乙醇提取物有降温和镇痛作用。

◎选购保存 选购以根条细长、均匀、色白、质坚实者为佳，以山东产的较为出名。置通风干燥处，防蛀保存。

使用须知 沙参多为内服（煎煮成药汤来服用），一般的用量为6～15克。风寒咳嗽、中寒便溏者，肺胃虚寒者忌服北沙参，痰热者慎服。且北沙参不宜与藜芦同用。

麦冬

● **别名**

寸冬、川麦冬、浙麦冬、麦门冬

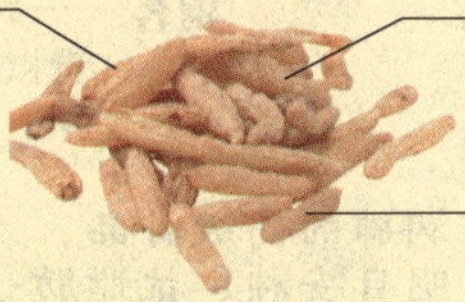

● **性味**

性微寒，味甘、微苦。

● **归经**

归心、肺、胃经。

◎麦冬具有养阴生津、润肺清心的功效。具有抗心肌缺血、抗血栓形成的作用。

◎疗效特征 常用于治疗肺燥干咳、虚痨咳嗽、津伤口渴、心烦失眠、内热消渴、肠燥便秘、咽白喉、吐血、咯血、肺痿、肺痈、消渴、热病津伤、咽干口燥等病症。

◎药用价值 麦冬能有效地减少自由基，稳定细胞膜，显著降低血黏度，从而预防中风。此外，麦冬还有耐缺氧、降血糖、抗衰老、增强机体免疫力的作用。麦冬所含的麦冬皂苷对艾氏腹水癌能抑癌活性，具有抗肿瘤及抗辐射作用。

◎选购保存 麦冬以身干、体肥大、色黄白、半透明、质柔、有香气、嚼之发黏的为佳。本品易被虫蛀，可密封储存。

使用须知 脾胃虚寒泄泻、胃有痰饮湿浊及暴感风寒咳嗽者均忌服。麦冬配凉药宜生用，配补药宜酒制用，每次10～15克。服用麦冬心后易心烦，故配入养肺阴药中时宜去心。

【补阴药】

玉竹

● 别名

委蒌、山姜、芦莉花、连竹、西竹

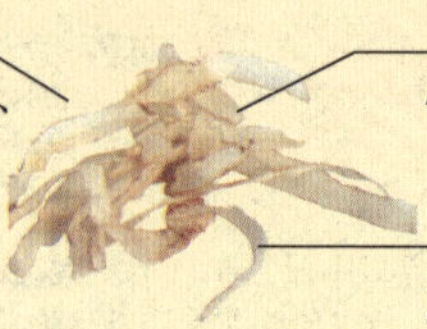

● 性味

性平，味甘。

● 归经

归肺、胃经。

◎玉竹是可比拟人参的补阴圣品，具有滋阴润肺、养胃生津、养阴润燥、除烦止渴的功效。

◎疗效特征 常用于治疗燥咳、劳嗽、热病阴液耗伤之咽干口渴、内热消渴、阴虚外感、头昏眩晕、筋脉挛痛等病症。

◎药用价值 玉竹能延缓衰老、延长寿命，还能双向调节血糖，使低血糖升高，同时降低高血糖。其次，玉竹有较好的强心作用，可加强心肌收缩力、提高抗缺氧化能力、抗心肌缺血、降血脂及减轻结核病变，临床上常用于风湿性心脏病、冠心病、心绞痛等属气阴两虚证的治疗。

◎选购保存 选购以条长、肉肥、黄白色、光泽柔润者为佳。置通风干燥处，预防发霉与虫蛀。

使用须知 玉竹以内服居多（可煎煮成药汤服用），一般用量为10～12克。玉竹可分为生用及制用两种，制玉竹是净玉竹经蒸焖至软，取出晒至半干、切片、干燥后制成，玉竹蒸制后能增强补益作用。

【补阴药】

枸杞

● 别名

杞子、红青椒、枸杞果、枸杞豆、血杞子

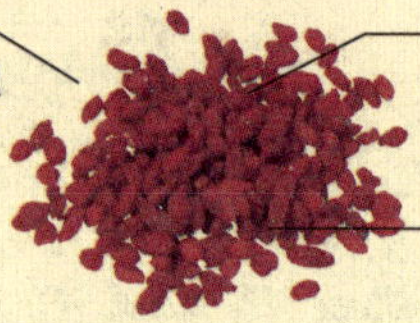

● 性味

性平，味甘。

● 归经

归肝、肾经。

◎枸杞是滋肾、润肺的高级补品，还有补肝生津、明目安神、抗脂肪肝、降血糖的功效。

◎疗效特征 枸杞多用于治疗肝肾阴亏、腰膝酸软、头晕目眩、目昏多泪、虚劳咳嗽、消渴、遗精等病症。

◎药用价值 枸杞有降低血压、降低胆固醇和防止动脉硬化形成的作用，并能保护新生的肝细胞，改善肝功能，对于慢性肝炎、中心性视网膜炎、结核、糖尿病、神经衰弱等症均有很好的防治作用。其次，枸杞有提高人体淋巴因子白细胞介素的作用，经常食用可以防衰老，还具有调节免疫功能的作用，多用于老年性疾病及虚损型疾病。

◎选购保存 选购时以粒大、肉厚、种子少、色红、质柔软者为佳，保存宜放入胶袋和塑料盒中密封，防虫、防潮。

使用须知 枸杞多为内服：煎煮成药汤服用，一般用量为5～10克，也可以泡茶饮用，或将蒸熟的枸杞直接嚼食。外泄实热、脾虚有湿及泄泻者忌服枸杞。

【补阴药】

百合

● **别名**
白百合、蒜脑薯、玉手炉、倒仙

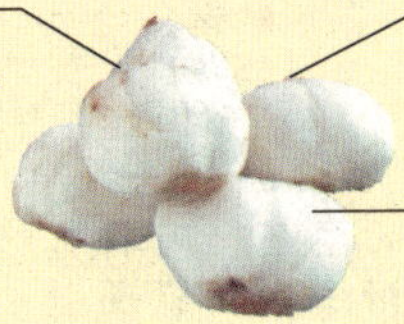

● **性味**
性平，味甘、微苦。

● **归经**
归肺、脾、心经。

◎百合具有美容养颜、滋阴润肺、止咳止血、清心安神、防癌抗癌的功效。

◎疗效特征 常用来治疗肺热久嗽、咳唾痰血、热病后余热未清、虚烦惊悸、神志恍惚、脚部浮肿、胃阴亏虚型胃痛等病。

◎药用价值 百合富含水分，可以解渴润燥，故支气管不好的人，食用后有助病情改善。百合主要含秋水仙碱等多种生物碱和营养物质，对痛风及病后体弱、神经衰弱等病有良好功效。百合还有显著抑制黄曲霉素的致突变作用，临床上常用于白血病、肺癌、鼻咽癌等疾病的辅助治疗。

◎选购保存 百合药食两用，入药以野生白花百合为佳，作食以家种者为好。选购以瓣匀肉厚、色黄白、质坚、筋少者为佳，保存宜置通风干燥处，防虫蛀。

使用须知 百合多为内服：煎煮或药汤服用，一般用量9～15克，大剂量可用到30克。凡有风寒咳嗽、虚寒出血、脾虚便溏症状者，均不宜食用百合。

【补阴药】

黄精

● **别名**
黄之、鸡头参、龙衔、太阳草、玉竹黄精

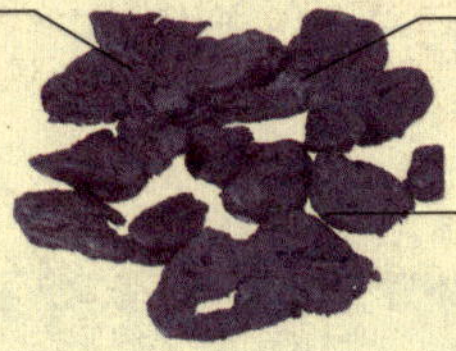

● **性味**
性平，味甘。

● **归经**
归肺、脾、肾经。

◎黄精被誉为“长寿百岁草”，具有养阴益气、健脾润肺、益肾养肝的功效。

◎疗效特征 可用于治疗虚损寒热、脾胃虚弱、体倦乏力、口干食少、肺虚燥咳、精血不足、内热消渴以及病后体虚食少、筋骨软弱、风湿疼痛等症。尤其对糖尿病有很好的疗效。

◎药用价值 黄精对抗酸菌有抑制作用，且能改善健康状况，对疱疹病毒也有抑制作用，对堇色毛癣菌、红色表皮癣菌、膏样毛癣菌及考夫曼-沃尔夫氏表皮癣菌均有抑制作用。黄精还有很好地降低血压的作用，对高血压以及动脉硬化等心脑血管疾病均有一定的防治作用。

◎选购保存 选购以块大、肥润、色黄、断面透明的为佳，味苦的不能药用。宜置通风干燥处，防霉、防蛀保存。

使用须知 黄精一般用来煎服，一次用量9～15克。凡虚寒泄泻、痰湿、痞满、气滞者忌服，服用黄精最好“九蒸九晒”，经过加工后使用，以免产生不良的毒副作用。

【补阳药】

鹿茸

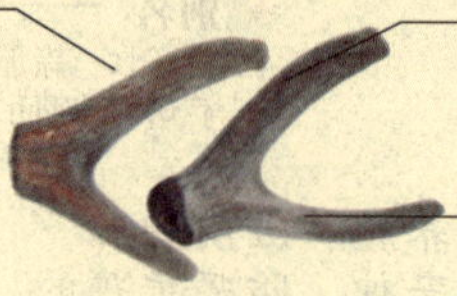

● 别名
斑龙珠、黄毛茸、马鹿茸、青毛茸

● 性味
性温，味甘、咸。

● 归经
归肾、肝经。

◎鹿茸是一种贵重的中药，有补肾壮阳、补精髓、益精生血、强筋壮骨的功效。

◎疗效特征 主治肾阳不足、精血亏虚所致的畏寒肢冷、阳痿早泄、宫冷不孕、尿频遗尿、腰膝酸软、筋骨无力等病症，对青春期的性机能障碍及壮老年期的前列腺萎缩症的治疗均有效。

◎药用价值 鹿茸可以提高机体的抗氧化能力，能有效抗衰老，还可降低血压，能使节律不齐的心脏恢复正常。

◎选购保存 以梅花鹿茸为优。选购时以粗壮、主枝圆、顶端丰满、“回头”明显、质嫩、毛细、皮色红棕，较少骨钉或棱线，有光泽者为佳。保存宜放入樟木箱内，置阴凉干燥处，密闭，防蛀、防潮。

使用须知 鹿茸主要用于内服：研磨成粉状，一次用量为1～2克；亦可制成丸或散；还可泡酒。鹿茸性温，因此阴虚阳亢、血分有热、胃火炽盛、肺有痰热及外感热病者均忌服。

【补阳药】

巴戟天

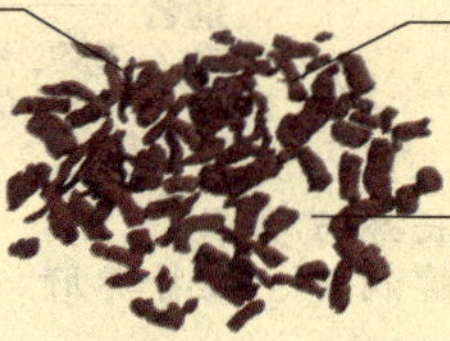

● 别名
巴戟、鸡肠风、兔子肠

● 性味
性温，味辛、甘。

● 归经
归肝、肾经。

◎巴戟天具有补肾阳、壮筋骨、祛风湿的功效，为补肾阳、壮筋骨之上等药材。

◎疗效特征 可以用于治疗阳痿遗精、小腹冷痛、小便不禁、宫冷不孕、月经不调、风寒湿痹、盘骨痿软、腰膝酸痛等常见症状。

◎药用价值 巴戟天提取物及其单体化合物具有抗抑郁作用，而且毒副作用小，耐受性好。增巴戟素可明显改善衰老症状，增强记忆力，还可延缓脑组织衰老，降低脑组织中的脂褐素水平，提高大脑对缺氧的耐受能力，对缺氧所致的损伤有显著的保护作用，对血管性痴呆症有很好的疗效。此外，巴戟天具有类肾上腺皮质激素样作用，可调节机体免疫能力。

◎选购保存 选购巴戟天时，应以粒大、色黑、饱满的为佳，并置于通风干燥处，防霉、防蛀保存。

使用须知 巴戟天一般内服：可用于熬汤，一次用量为3～9克；亦可制成丸或散、浸酒或熬膏。巴戟天性温，因此火旺泄精、阴虚水乏、小便不利、口舌干燥者忌服。

【补阳药】

补骨脂

● **别名**
胡韭子、婆固脂、破故纸、补骨鸱、吉固子

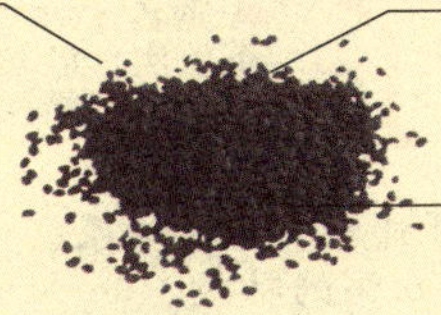

● **性味**
性温，味辛。

● **归经**
归肾、心包、脾、胃、肺经。

◎补骨脂是一种常用中药材，具有补肾助阳、纳气平喘、温脾止泻的功效。

◎疗效特征 主要用于治疗肾阳不足、下元虚冷、腰膝冷痛、阳痿、尿频、遗尿、肾不纳气、虚喘不止、脾肾两虚、大便久泻等，外用可治疗白癜风、斑秃、银屑病等症。

◎药用价值 补骨脂具有扩张心脏冠状动脉，对离体和在位心脏都有扩张冠状动脉的作用；对心肌氧消耗量无明显影响，能兴奋心脏，提高心脏作功率。其次，补骨脂所含有的香豆精衍生物可使局部皮肤色素新生，其酒精浸剂在试管内有抑制结核杆菌的作用。此外，补骨脂所含的挥发油有抗癌作用，对葡萄球菌有一定抑制作用。

◎选购保存 选购以粒大、饱满、色黑的为佳，宜置于干燥处保存。

使用须知 补骨脂可煎汤内服，一次用量为5~10克。亦可外用：研磨或浸酒，一次用量6~9克。补骨脂性温，因此火旺泄精、阴虚水乏、小便不利、口舌干燥者忌服。

【补阳药】

杜仲

● **别名**
思仙、思仲、石思仙、丝楝树皮

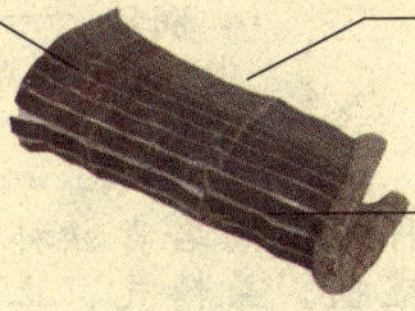

● **性味**
性温，味甘、微辛。

● **归经**
归肝、肾经。

◎杜仲是中国名贵滋补药材，具有降血压、补肝肾、强筋骨、安胎气等功效。

◎疗效特征 可用于治疗腰脊酸疼、足膝痿弱、小便余沥、阴下湿痒、筋骨无力、妊娠漏血、胎漏欲堕、胎动不安、高血压病等。

◎药用价值 杜仲含有多种药用成分，如β-D-葡萄糖苷、氯元酸、桃叶珊瑚苷、多种氨基酸、多种维生素，以及丰富的矿物质铁、钙、钾、锌、镁、硒等，具有降血压，增加肝脏细胞活性，恢复肝脏功能，增强肠蠕动，防止老年记忆衰退，增强血液循环，促进新陈代谢，增强机体免疫力等药理作用。

◎选购保存 以皮厚而大、糙皮刮净、外面黄棕色、内面黑褐色而光、折断时白丝多者为佳。宜置通风干燥处保存。

使用须知 高血压、高脂血症、心血管病、肝脏病、腰及关节痛、肾虚、哮喘、便秘、老年综合征、脱发、肥胖患者宜食用。阴虚火旺者慎服杜仲，且不与蛇皮、元参一起食用。

【补阳药】

菟丝子

● 别名
菟丝实、吐丝子、黄湾子、黄网子、豆须子

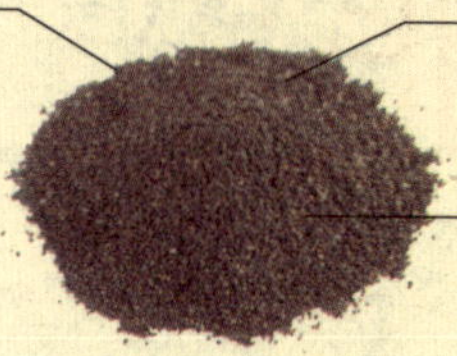

● 性味
性微温，味辛、甘。

● 归经
归肾、肝、脾经。

◎菟丝子具有滋补肝肾、固精缩尿、健脾固胎、明目、止泻的功效。

◎疗效特征 可用于腰膝酸软、目昏耳鸣、肾虚胎漏、胎动不安、脾肾虚泻、遗精、消渴、尿有余沥、目暗等症。外用可治白癜风。

◎药用价值 能明显增强红细胞免疫功能，提高精子体外活动能力，并能促进睾丸及附睾的发育，具有促性腺激素的作用，有效调节卵巢内分泌功能的作用。其次，菟丝子黄酮可有效增加冠脉血流量，减少冠脉阻力，使缺血心肌供血量增加。此外，菟丝子还有抗衰老、保肝明目的作用，对白内障具有延缓和治疗作用，并能抑制晶状体中的脂类过氧化。

◎选购保存 选购菟丝子时，应以颗粒饱满、无尘土及杂质者为佳。菟丝子宜置通风干燥处保存。

使用须知 菟丝子常用于内服（以包煎方式煮成药汤，常用量为10～15克），亦可外用：炒研调敷。菟丝子性微温，因此阴虚火旺、便秘、小便短赤、血崩者不宜服用。

【补阳药】

冬虫夏草

● 别名
虫草、菌虫草

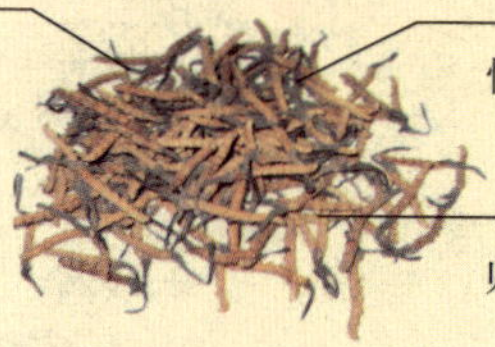

● 性味
性温，味甘。

● 归经
归肾、肺经。

◎冬虫夏草是一种传统的名贵滋补中药材，具有补虚损、益精气、止咳化痰、补肺肾之功效。

◎疗效特征 主治肺肾两虚、精气不足、阳痿遗精、咳嗽气短、自汗盗汗、腰膝酸软、劳嗽痰血、病后虚弱等症。

◎药用价值 虫草能镇静、抗惊厥、降温降压、降低心肌耗氧量、改善心肌缺血、抗心律失常；能扩张支气管、祛痰平喘，对慢性肾炎、肾功能衰竭也都有显著疗效。其次，虫草能提高机体免疫功能，增强抗病能力，具有抗癌、抗肿瘤、延缓衰老的作用。此外，还有抗病原微生物、镇静解毒、调节免疫、平喘及祛痰等作用，对心血管、血液系统也有促进作用。

◎选购保存 以完整、虫体丰满肥大、类白色、气微腥、味微苦者为好。放入密封的玻璃罐中保存。

使用须知 冬虫夏草以内服居多，通常煎煮成药汤服用，一般用量3～15克。冬虫夏草营养和药用价值很高，为平补药品，全年均可服用，冬季服用效果更佳。

解表药

凡能解表、发汗，用以发散表邪、解除表证的药物，称为解表药或发表药，主要治疗外感表证，症见怕冷、发热、头痛、身痛、鼻塞、无汗、脉浮等。根据解表药的药性和主治差异，一般将其分为发散风寒药和发散风热药两类，又称辛温解表药与辛凉解表药。发散风寒药多属辛温，适用于风寒表证。发散风热药多属辛凉，适用于风热表证。解表药多属辛散轻扬之品，不宜久煎，以免有效成分挥发而降低疗效，对解表药发汗力较强的药物应控制用量，病愈即刻停止用药，以免发汗太过而耗伤津液，导致亡阳或亡阴。

【辛温解表药】

桂枝

◎桂枝是温经止痛的发汗良药，具有发汗解肌、温通经脉、助阳化气、平冲降气的功效。

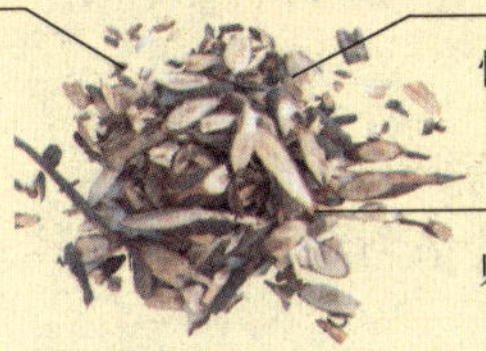

● 别名
柳枝、玉树

● 性味
性温，味辛、甘。

● 归经
归心、肺、膀胱经。

◎疗效特征 常用于治疗风寒感冒、脘腹冷痛、血寒经闭、关节痹痛、痰饮（如胸腔积液、腹水等）、水肿、心悸（心律失常）、胸痹（心绞痛）等病症。桂枝还有较好的利尿作用，对急、慢性肾小球肾炎有较好的利尿消肿作用。

◎药用价值 桂枝醇提取物在体外能抑制大肠杆菌、枯草杆菌及金黄色葡萄球菌，对白色葡萄球菌、志贺氏痢疾杆菌、伤寒和副伤寒甲杆菌、肺炎球菌、产气杆菌、变形杆菌、炭疽杆菌、肠炎沙门氏菌、霍乱弧菌等亦有抑制作用，而且对流感病毒也有强力的抑制作用。桂皮醛可使皮肤血管扩张，调整血液循环，有利于散热和发汗。桂枝在治疗因头部血管痉挛引起的头痛时，可以使血管舒张，还可解除内脏平滑肌痉挛，缓解腹痛。此外，它还能促进唾液和胃液分泌，帮助消化。

◎选购保存 选购桂枝时，应以枝条嫩细均匀、棕红色、气香者为佳。桂枝应置于阴凉干燥处保存。

使用须知 桂枝一般煎汤服用，一次用量为3～10克，也可制成丸或散剂。但有口渴、唇燥、咽喉肿痛等热证疾病的患者以及出血疾病的患者不宜服用。孕妇忌服，月经过多时也不宜服用。

【辛温解表药】

紫苏叶

● **别名**
苏叶、苏子叶、赤苏、香苏、皱紫苏

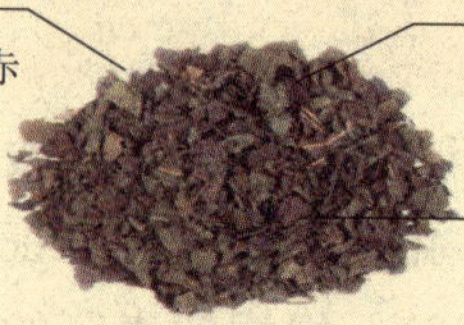

● **性味**
性温，味辛。

● **归经**
归脾、肺经。

◎紫苏叶具有散寒解表、宣肺止咳、理气和中、安胎、解表发汗、调和营卫的功效。

◎疗效特征 紫苏叶主治外感风寒、恶寒发热、头痛无汗、咳嗽气喘、脘腹胀闷、呕恶腹泻、咽中梗阻、妊娠恶阻、胎动不安、食鱼蟹中毒、痈疮等症。

◎药用价值 紫苏叶具有一定的解热作用，还有良好的抗菌作用，能抑制葡萄球菌的生长。紫苏中富含紫苏油，紫苏油中所含的紫苏醛可使血糖上升。此外紫苏还有促进胃液分泌，增强胃肠蠕动的功能，还能祛痰，减少支气管的分泌物，并有一定的利尿作用。

◎选购保存 选购紫苏叶时，应以叶大、色紫、不碎、香气浓、无枝梗者为佳。置于干燥容器内保存。

使用须知 紫苏叶煎服居多，一次用量5～9克，不宜久煎。风热感冒、高热及气弱者忌服。紫苏叶可以用粗盐来腌制成咸菜，日常食用，风味独特，还可起到预防感冒的作用。

【辛温解表药】

防风

● **别名**
关防风、川防风、防丰、茴草、屏风

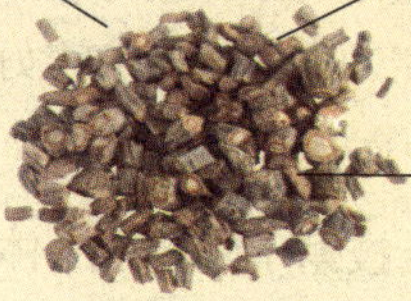

● **性味**
性温，味辛。

● **归经**
归膀胱、肝、脾经。

◎防风具有发表、祛风、胜湿、止痛、止血、止泻等功效，为风药中的润药。

◎疗效特征 常用于治疗外感风寒、头痛、目眩、项强、风寒湿痹、骨节酸痛、四肢挛急、破伤风、角弓反张、牙关紧闭、抽搐症等。

◎药用价值 防风具有较强的镇痛、镇静作用，临床上常配白芷、川芎来治疗偏头痛，尤其是体质虚弱而又有头痛、头晕者，或头痛与风湿有关者更为适用。防风还具有抗炎作用，可用于治疗痛泻，中医认为这种痛泻是由于肠内有风邪又有湿滞，故治疗上用防风配白术，达到祛风祛湿的目的。防风还有良好的抗过敏、止痒作用。常与荆芥、薄荷配用。

◎选购保存 以条粗壮、皮细而紧、无毛头、断面有棕色环、中心色淡黄者为佳。保存时置于阴凉干燥处，防潮防蛀。

使用须知 防风煎服居多，一次用量6～15克。血虚痉急或头痛不因风邪者忌服。经小火炒至焦黄色的炒防风能止泻，而炒至黑色的炒炭防风能发挥止血的功效。

【辛温解表药】

荆芥

● 别名
假苏、姜苏、稳齿菜、四棱秆蒿

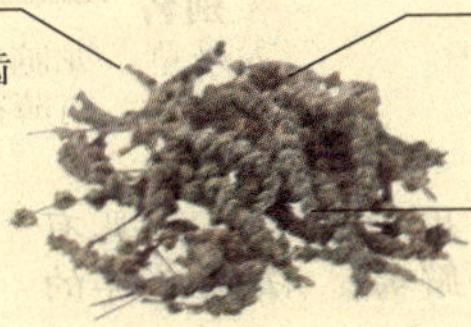

● 性味
性温，味辛。

● 归经
归肺、肝经。

◎荆芥是中医常用草药之一，轻宣升散，具有祛风解表、宣毒透疹、理血止痉的功效。

◎疗效特征 主治风寒感冒（如发热无汗、恶风、头痛、四肢酸痛等），中风口噤，各种出血症（如吐血、鼻出血、便血、崩漏、产后血晕等）以及痈肿、疮疥、瘰疬等症。

◎药用价值 荆芥具有较强的解热、镇痛、抗炎作用，对破伤风类毒素有一定的抑制作用，此外荆芥炭（经文火炒成炭药）还有止血作用，能使出血时间和凝血时间分别缩短72.6%和77.7%。荆芥还有抗病原微生物作用，对流感病毒以及金黄色葡萄球菌均有较强的抑制作用。

◎选购保存 选购荆芥时，应以浅紫色、茎细、穗多而密者为佳。荆芥应放入干燥容器内密闭保存。

使用须知 荆芥煎服居多，但不宜久煎，一次用量6～15克。表虚自汗、阴虚头痛者忌服。荆芥的烹调方法很简单，只需将荆芥洗净，用清油爆炒即可，若用麻油效果更佳。

【辛温解表药】

羌活

● 别名
羌青、护羌使者、胡王使者、羌滑、退风使者、黑药

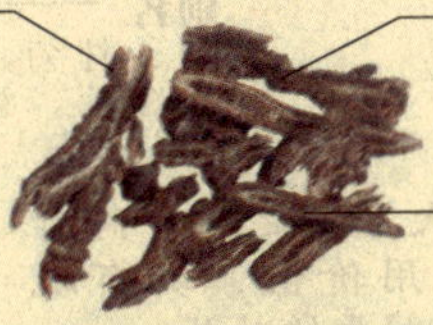

● 性味
性温，味辛、苦。

● 归经
归膀胱、肝、肾经。

◎羌活为解表、祛风湿药，具有散表寒、利关节、祛风胜湿、止痹痛的作用。

◎疗效特征 内服可用于治疗感冒风寒、头痛无汗、风寒湿痹、项强筋急、骨节酸疼、风水浮肿、痈疽疮毒、阳痿遗精、遗尿尿频、肾虚作喘、五更泄泻等症。外用可治白癜风、斑秃。

◎药用价值 羌活挥发油有解热、镇痛、抗炎作用，可显著增加心肌营养性血流量，从而改善心肌缺血症状，还能对抗垂体后叶素引起的急性心肌缺血。其次，羌活有一定的抗休克作用，还有较好的镇痛作用，对骨痛、头痛、关节疼痛等表证者有较好的疗效，尤其擅长治疗上半身风湿痹痛。

◎选购保存 以条粗壮、有隆起曲折环纹、断面质紧密、朱砂点多、香气浓郁者为佳。置干燥处，防蛀保存。

使用须知 羌活内服居多：用于煎汤，一次用量为3～9克；或制成丸、散。用于治疗风湿，凡有关节肌肉风湿患者，都可应用。羌活性温，血虚痹痛者忌服。

【辛凉解表药】

薄荷

● **别名**
人丹草、龙脑薄荷、蕃荷菜、南薄荷

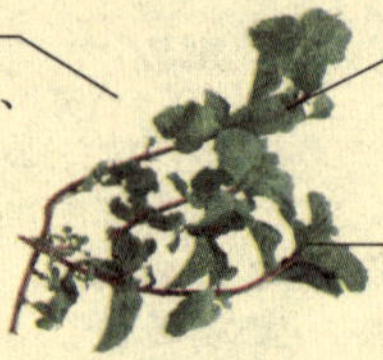

● **性味**
性凉，味辛。

● **归经**
归肝、肺经。

◎薄荷是中医常用中药之一，具有疏风散热、辟秽解毒、祛风止痒的功效。

◎疗效特征 可用于治疗外感风热头痛、目赤、咽喉肿痛、中暑所致的头昏、发热口渴、小便短赤、食滞气胀、口疮牙痛、疮疥红疹。

◎药用价值 薄荷所含的薄荷醇局部应用可治头痛、神经痛、瘙痒等，应用于皮肤，首先有凉感，以后有轻微刺灼感。其所含的薄荷精油有解痉（抗乙酰胆碱）作用，对惊厥有一定的抑制作用。此外，它对呼吸道炎症也有一定的治疗作用。

◎选购保存 选购薄荷时，应以身干、无根、叶多、色绿、气味浓者为佳。宜置于阴凉干燥处密闭保存，温度28℃以下。

使用须知 薄荷用于煎服时，一次用量为3～6克，在煎药时宜后下。阴虚血燥、肝阳偏亢、表虚汗多者忌服，哺乳妇女一般不宜多用，因本品具有退乳的副作用。

【辛凉解表药】

菊花

● **别名**
金精、甘菊、真菊、金蕊、簪头菊、甜菊花

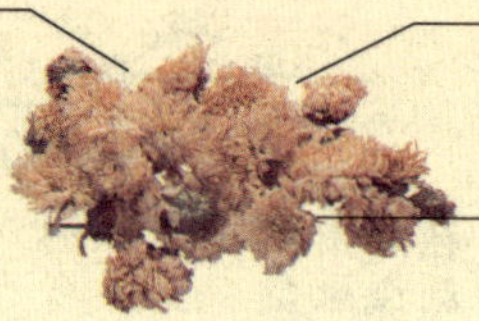

● **性味**
性微寒，味甘、苦。

● **归经**
归肺、肝经。

◎菊花是中国十大名花之一，同时也具有很高的药用价值，具有疏风、清热、明目、解毒的功效。

◎疗效特征 常用于治疗头痛、眩晕、目赤、心胸烦热、疔疮、肿毒等病症。将菊花、槐花一起用开水冲泡，代茶饮用，能治疗高血压。

◎药用价值 菊花对心肌梗死、冠脉粥样硬化及供血不足患者，能增加冠脉血流量，加强心肌收缩和增加耗氧量，强化心脏机能，还可提高胆固醇代谢，抑制血胆固醇和三酰甘油的升高。杭菊在体外对大肠杆菌、宋内氏痢疾杆菌、变形菌、伤寒杆菌、副伤寒杆菌、绿脓杆菌及霍乱弧菌等七种革兰氏阴性肠内致病菌完全有抑制作用。

◎选购保存 各种菊花均以身干、色白（黄）、花朵完整而不散瓣、香气浓郁、无杂质者为佳。应置于干燥处保存。

使用须知 菊花可煎水内服，一次6～10克为宜。气虚胃寒、食少腹泻的患者宜少用之。菊花配上枸杞一起泡水服用，具有非常好的清肝目明功能，用眼过度的人可常饮。

【辛凉解表药】

桑叶

别名 铁扇子

性味 性寒，味甘、苦。

归经 归肺、肝经。

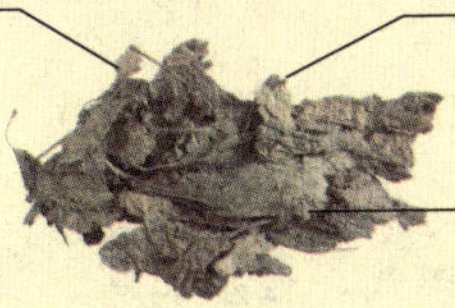

◎桑叶清凉散降，具有疏散风热、清肺润燥、平肝明目、凉血止血的功效。

◎疗效特征 主治风温发热、头痛、目赤、口渴、肺热咳嗽、风痹、瘾疹、下肢肿等症，常用于治疗肺热和风热咳嗽，尤其适合燥咳、干咳。

◎药用价值 桑叶具有解热、祛痰、镇咳的作用，多用于治疗外感风热引起的较轻的发热、咳嗽、眼赤（如感冒），常与菊花、连翘等配伍。配黑芝麻用于治疗肝、肾阴虚的头眩、眼花、头痛，可明目醒脑。近年来的研究证明，桑叶还有良好的皮肤美容作用，特别是对脸部的痤疮、褐色斑有比较好的疗效。

◎选购保存 以叶片完整、大而厚、色黄绿、质脆、无杂质者为佳。保存宜置于干燥处，防霉、防尘。

使用须知 桑叶可煎汤内服，一次用量5～10克为宜，或入丸、散。外用可煎水洗眼。桑叶经蜜炙后可增强润肺止咳的作用。桑叶性寒，经期妇女及孕妇不宜使用。

【辛凉解表药】

柴胡

别名 地熏、山菜、茹草、柴草

性味 性微寒，味苦。

归经 归肝、胆经。

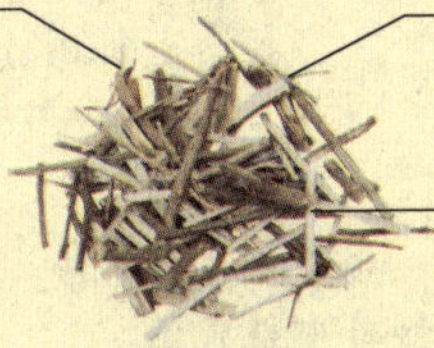

◎柴胡是一种清虚热的中药，被《本草纲目》列为上品，具有和解表里、疏肝解郁、升阳举陷的功效。

◎疗效特征 主治寒热往来、胸满胁痛、口苦耳聋、头痛目眩、疟疾、下利脱肛、月经不调、内脏下垂等病症。

◎药用价值 柴胡有解热作用，临床观察其退热作用平稳可靠，但效力仍不及黄芩。其次，柴胡有镇静、镇痛作用，可用于治疗头痛、抑郁症，还有解除胸闷胁痛、开郁调经的作用。柴胡对流感病毒有强烈的抑制作用。

◎选购保存 以根条粗长、皮细、支根少者为佳。置于通风干燥处保存。

使用须知 煎汤，每次3～10克；或入丸、散。凡阴虚所致的咳嗽、潮热不宜用柴胡。由于肝火上逆所致的头涨、耳鸣、眩晕、胁痛，柴胡用量不宜过大，否则会引起症状加剧，甚至出血。肺结核病患者慎用柴胡。

【辛凉解表药】

葛根

● 别名
干葛、甘葛、粉葛、黄葛根

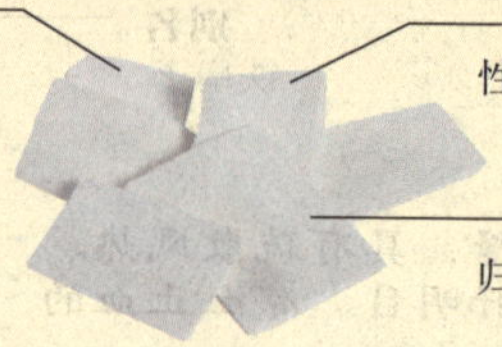

● 性味
性凉，味甘、辛。

● 归经
归脾、胃经。

◎ 葛根具有营养心肌、解肌发表、降糖降脂、升举阳气、透疹止泻、除烦止渴等功效。

◎疗效特征 常用于治疗伤寒、发热头痛、项强、烦热消渴、泄泻、痢疾、班疹不透、高血压症、心绞痛、耳聋等病症。

◎药用价值 葛根能增加脑及冠状血管血流量，对高血压动脉硬化病人能改善脑循环，且作用温和，还可治疗冠心病。葛根中含有大豆黄酮，具有罂粟碱样解痉作用，可治疗早期突发性耳聋，对由内耳血管痉挛所引起的神经感觉性聋有一定的疗效。此外，葛根还能调节血糖，降低血压，对糖尿病及高血压均有较好的疗效。

◎选购保存 选购以块肥大、质坚实、色白、粉性足、纤维性少者为佳；宜储存于干燥容器内，置于通风干燥处。

使用须知 葛根常用于内服：煎汤一次用量6～10克；或捣汁。胃寒者应当慎用，夏日表虚汗多者尤忌。三高及偏头痛等心脑血管病患者、更年期妇女、易上火人群、长期饮酒者、爱美的女性、中老年人宜食。

【辛凉解表药】

升麻

● 别名
周升麻、周麻、鸡骨升麻、绿升麻

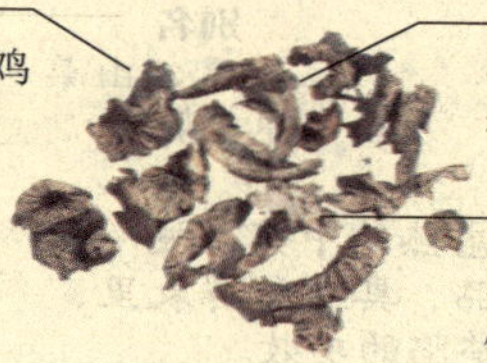

● 性味
性凉，味甘、辛，微苦。

● 归经
归肺、脾、胃、大肠经。

◎ 升麻具有发表透疹、清热解毒、升举阳气等功效。常与柴胡、党参、黄芪等配伍，如补中益气汤。

◎疗效特征 可治时气疫疠、头痛寒热、喉痛、口疮、斑疹不透、阳毒发斑；中气下陷、久泻久痢、脱肛、妇女崩漏、带下、子宫下坠；痈肿疮毒、胃火牙痛等。

◎药用价值 升麻具有解热、解毒、镇痛的作用，用于解表透疹，配葛根、牛蒡子等。用于升阳举陷，可与党参、白术、柴胡等益气药同用，可用于治疗胃下垂、脱肛、子宫脱垂、脾虚泄泻等。用于镇痛，尤其适用于头面疼痛而偏于风热者。

◎选购保存 以个大、外皮黑色、无细根、断面白色、灰白色或淡绿色为佳；置于干燥容器内，或置于通风干燥处保存。

使用须知 内服：煎汤，一次宜用5～10克，或入丸、散。外用研末调敷，煎水含漱或淋洗。阴虚火旺及麻疹已透者忌服。升麻有生用、蜜炒两种方式，生用疏风解热的效果较好，蜜炒在升举阳气方面的效果较好。

清热药

清热药是以清解里热为主要作用的药物，分为清热泻火药、清热燥湿药、清热解毒药、清热凉血药、清退虚热药五大类。此类药药性大多寒凉，少数平而偏凉，味多苦，或甘，或辛，或咸，主要用于治疗热病高热、痢疾、痈肿疮毒以及目赤肿痛、咽喉肿痛等呈现各种里热证候的病症。清热泻火药主治气分实热证以及脏腑火热证，清热燥湿药主治湿热证，清热凉血药主治血热证，清热解毒药主治热毒证，清退虚热药主治虚热证。本类药物药性寒凉，易伤脾胃，久服能损伤阳气，故阳气不足、脾胃气虚、食少便溏者慎用；苦寒药物又易化燥伤阴，阴虚患者亦当慎用；阴盛格阳、真寒假热之证应禁用清热药。

【清热泻火药】

知母

◎知母有清热泻火、生津润燥等功效，上能清肺，中能凉胃，下能泻肾火。

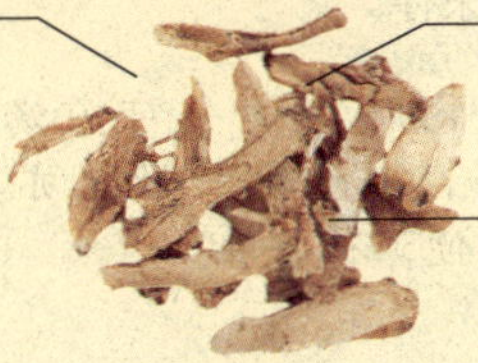

● **别名** 连母、水须、穿地龙

● **性味** 性寒，味苦、甘。

● **归经** 归肺、胃、肾经。

◎疗效特征 常用于治疗温热病、高热烦渴、咳嗽气喘、燥咳、肠燥便秘、骨蒸潮热、虚烦不眠、消渴淋浊等病症。在临床上多与黄柏同用，配入滋阴药中，如知柏地黄丸，治阴虚火旺、潮热骨蒸等症。又本品配养阴润肺药如沙参、麦冬、川贝等品，可用于肺虚燥咳；配清热生津药如天花粉、麦冬、粉葛根等品，可用治消渴。

◎药用价值 知母煎剂对葡萄球菌、伤寒杆菌有较强的抑制作用，对痢疾杆菌、副伤寒杆菌、大肠杆菌、枯草杆菌、霍乱弧菌、变形杆菌、白喉杆菌、肺炎双球菌、溶血性链球菌、白念珠菌等也有不同程度的抑制作用。从知母根茎中分得的β-谷甾醇治疗皮肤鳞癌、宫颈癌有较好疗效且无副作用。知母皂苷抗肿瘤的作用机制同其对细胞膜的泵的强烈抑制作用有关。知母中所含的烟酸，有维持皮肤与神经健康及促进消化道功能的作用。从知母叶中提得的芒果苷有明显的利胆作用；亦能抑制血小板聚集。

◎选购保存 选购知母时，均以条肥大、质坚硬，断面色黄白者为佳。知母应置通风干燥处，防潮。

使用须知 知母内服：煎汤，一次用量为6～12克；或入丸、散。该品性寒质润，有润肠作用，故脾虚便溏者不宜用。常与石膏配伍。勿用铁器煎熬或盛置该品。

【清热泻火药】

栀子

● 别名

木丹、鲜支、黄鸡子、黄荑子

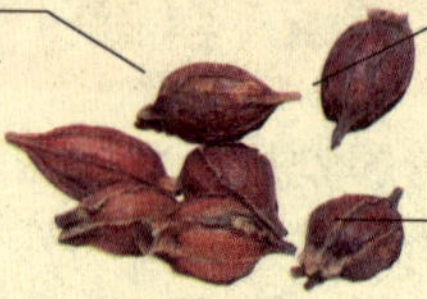

● 性味

性寒，味苦。

● 归经

归心、肝、肺、胃、三焦经。

◎栀子具有泻火除烦、清热利湿、凉血解毒、护肝、利胆、降压、镇静、止血、消肿等功效。

◎疗效特征 常用于治疗热病虚烦不眠、黄疸、淋病、消渴、目赤、咽痛、吐血、衄血、血痢、尿血、热毒疮疡、扭伤肿痛等病症。

◎药用价值 栀子水煎剂或冲服剂对胆囊有明显的收缩作用。栀子提取液可使血中胆红素减少，用药愈多，减少愈显著，因此，可用于胆管炎症引起的黄疸。其次，栀子能缓解疲劳、镇静安神，适合失眠及过度疲劳的患者。栀子煎剂有持久性降压作用，对高血压患者大有益处。此外，栀子具有抑制真菌的作用，一定程度上能使血吸虫停止活动。

◎选购保存 选购栀子时，应以体小、完整、仁饱满、内外色红者为佳。栀子宜干燥密闭保存。

使用须知 内服：栀子可煎汤，一次用量15～30克，鲜品用量加倍；或捣汁使用，或入丸、散。亦可研末调敷作外用。栀子为清热泻火药，性寒，脾虚便溏者忌服。

【清热泻火药】

芦根

● 别名

苇根、芦菇根、芦柴根、苇子根、芦芽根、甜梗

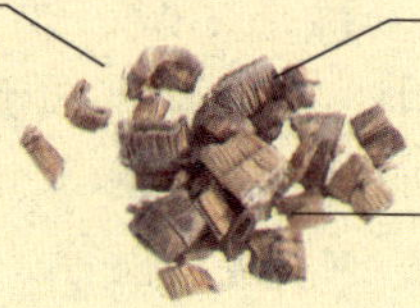

● 性味

性寒，味甘。

● 归经

归肺、胃经。

◎芦根体轻质润、降中有升、具有清热泻火、生津止渴、除烦、止呕、利尿等功效。

◎疗效特征 常用于治疗热病烦渴、胃热呕吐、噎膈、反胃、肺痿、肺痈等病症。

◎药用价值 芦根所含薏苡素有解热、镇痛的作用，还可使血糖略有下降，抑制心脏收缩。其清热作用主要为清肺热、胃热，可治疗上呼吸道炎、急性支气管炎、肺炎、肺脓疡。芦根对β-溶血性链球菌有抗菌性，且有一定的解毒作用，可用于解河豚毒。另外，芦根所含的苜蓿素可使肠肌松弛，蠕动减慢。芦根还有抗菌、溶解胆结石的作用。

◎选购保存 选购以条粗壮、黄白色、有光泽、无须根、质嫩者为佳。干芦根放于蒲包、竹篓中，置通风干燥处，防霉。鲜芦根置阴凉潮湿处。

使用须知 芦根可煎汤内服，一次用量为15～30克（鲜者60～120克）；或捣汁。芦根为清热泻火药，性寒，脾胃虚寒者不宜使用。此外，芦根不宜与巴豆同食。

【清热泻火药】

夏枯草

● 别名
胀饱草、棒槌草、干叶、锣锤草、东风、牛枯草

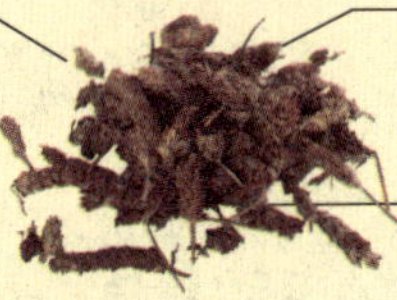

● 性味
性寒，味苦、辛。

● 归经
归肝、胆经。

◎夏枯草是常用的清热药，具有清火明目、清肝火、降血压、散结消肿的功效。

◎疗效特征 常用于治疗乳痈、乳癌、目赤痒痛、畏光流泪、头目眩晕、口眼歪斜、肺结核、急性黄疸型传染性肝炎、血崩、带下等病症。

◎药用价值 夏枯草的水浸出液、乙醇-水浸出液和30%乙醇浸出液以及煎剂都有较强的降低血压作用。夏枯草茎、叶、穗及全草均有降压作用，穗之作用较弱。夏枯草对痢疾杆菌、伤寒杆菌、霍乱弧菌、大肠杆菌、变形杆菌、绿脓杆菌和葡萄球菌、链球菌均有抑制作用，其水浸剂对某些常见的致病性皮肤真菌也有抑制作用。

◎选购保存 选购夏枯草时，应以色紫褐、穗大者为佳。夏枯草应置通风干燥处保存。

使用须知 由于夏枯草性寒，故湿气重、脾胃虚弱的人或患风湿的人应慎服。长期大量服食夏枯草，可能存在副作用，会增加肝、肾的负荷，造成中药成分蓄积中毒，严重的会引起肝病、肾病等。

【清热泻火药】

决明子

● 别名
狗屎豆、假绿豆、芹决、羊角豆、羊尾豆

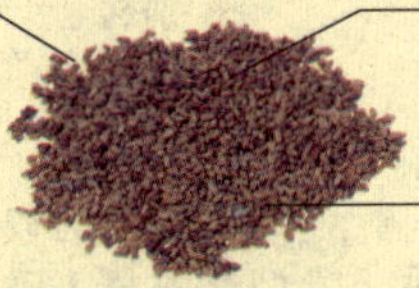

● 性味
性凉，味甘、苦。

● 归经
归肝、肾、大肠经。

◎决明子清肝火、祛风湿、益肾明目、利水通便，有缓泻作用，且能降血压、降血脂。

◎疗效特征 用于目赤涩痛、畏光多泪、头痛眩晕、目暗不明、大便秘结，治风热赤眼、青盲、雀目、高血压、肝炎、肝硬化腹水、习惯性便秘等病症。

◎药用价值 决明子的水浸液、醇-水浸液、醇浸液皆有降压作用，而决明子酊降压效果较明显，且持续时间较长，并且对血管有一定的收缩作用，决明子醇提取物对葡萄球菌、白喉杆菌及伤寒、副伤寒、大肠杆菌等均有抑制作用，对某些皮肤真菌也有不同程度的抑制作用。决明子含大黄酚，但量不多，所以有一定的泻下作用，但效力较缓。

◎选购保存 以颗粒均匀、饱满、黄褐色者为佳。置通风干燥处。

使用须知 内服（煎汤，每次用量4.5～9.0克）；或研末，外用研末调敷。脾虚、泄泻及低血压的患者都不宜服用。将净决明子用小火炒至微有香气，取出放凉而成，可降低其苦凉之性，较不伤脾胃。

【清热燥湿药】

黄芩

● **别名**
腐肠、黄文、虹胜、经芩、印头、内虚、空肠、元芩、土金茶根

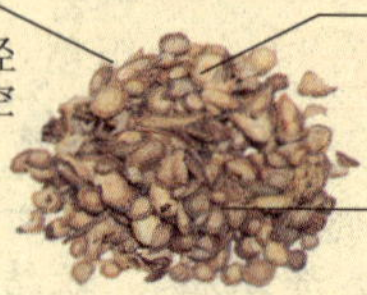

● **性味**
性寒，味苦。

● **归经**
归肺、胆、脾、大肠、小肠经。

◎本品具有清热燥湿、泻火解毒、止血、安胎、降血压、镇静、利尿、保肝、利胆、抗过敏等功效。

◎疗效特征 常用于治疗暑湿胸闷呕恶、湿热痞满、泻痢、黄疸、肺热咳嗽、高热烦渴、血热吐衄、痈肿疮毒、血热型胎动不安、高血压等。

◎药用价值 黄芩治疗湿温发热，可与滑石、白蔻仁、茯苓等配合应用；治疗湿热泻痢、腹痛，又常与白芍、葛根、甘草同用；对于湿热蕴结所致的黄疸，可与绵茵陈、栀子、淡竹叶等同用。治热病高热，常与黄连、山栀等配伍；治肺热咳嗽，可与知母、桑白皮等同用；治血热出血，可与生地、丹皮等同用。用于胎动不安，常与白术、竹茹等配合应用。

◎选购保存 选购黄芩时，应以条粗长、质坚实、色黄、除净外皮者为佳。黄芩应置通风干燥处保存，防潮。

使用须知 内服：黄芩可煎汤，一次用量为3～9克；或入丸、散。亦可外用：煎水洗或研末敷。常用于治疗妇产科病症，元代名医朱丹溪称它为“安胎圣药”。黄芩性寒，凡脾胃虚寒、气血亏虚、阴虚者均不宜食用。

【清热燥湿药】

黄连

● **别名**
王连、元连、川连、雅连

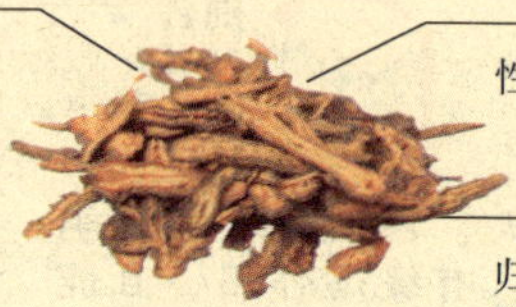

● **性味**
性寒，味苦。

● **归经**
归心、肝、胃、大肠经。

◎黄连有泻火燥湿、解毒杀虫的功效。入口极苦，有“哑巴吃黄连，有苦说不出”之说，道出了其中滋味。

◎疗效特征 主治时行热毒、热盛心烦、痞满呕逆、痢疾、热泻腹痛、肺结核、血热出血、百日咳、咽喉肿痛、火眼口疮、痈疽疮毒。

◎药用价值 对溶血性链球菌、脑膜炎球菌、肺炎双球菌、霍乱弧菌以及金黄色葡萄球菌皆有较强的抑菌作用；对痢疾杆菌、绿色链球菌、肺炎杆菌、百日咳杆菌、破伤风杆菌、结核杆菌等亦有效，对各型流感病毒、新型病毒也有一定的抑制作用。其次，黄连有较强的降低血压作用，可松弛血管平滑肌，对其他平滑肌如子宫、膀胱、肠胃道等都具有兴奋作用。

◎选购保存 以条肥壮、连珠形、质坚实、断面红黄色、无残茎及须根、味极苦者为佳。置通风干燥处保存。

使用须知 内服：黄连可煎汤，一次用量为3～6克；或入丸、散。亦可外用：研末调敷、煎水洗或浸汁点眼。黄连性寒，凡胃虚呕恶、脾虚泄泻、五更泄泻者均慎服。

苦参

● **别名**
苦骨、川参、凤凰爪、牛参

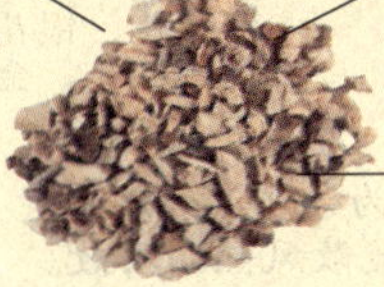

● **性味**
性寒，味苦。

● **归经**
归肝、肾、胃、大肠经。

◎苦参善降泄，具有清热燥湿、利水退黄、杀虫止痒的功效，对皮肤瘙痒有很好的缓解作用。

◎疗效特征 可用于治疗热毒血痢、肠风下血、黄疸、赤白带下、小儿肺炎、疳积、急性扁桃体炎、痔漏、脱肛、皮肤瘙痒、疥癞恶疮、阴疮湿痒、瘰疬、烫伤。煎水外洗可治湿疹、滴虫性阴道炎等症。

◎药用价值 苦参煎剂及其中所含之苦参碱，可产生利尿作用。苦参煎剂在试管中，高浓度（1∶100）对结核杆菌有抑制作用。煎剂（8%）、水浸剂（1∶3）在体外对某些常见的皮肤真菌有不同程度的抑制作用。醇浸膏在体外尚有抗滴虫作用，强度弱于黄连，而与蛇床子相近。

◎选购保存 选购苦参时，应以整齐、色黄白、味苦者为佳。苦参应置通风干燥处保存。

使用须知 内服：苦参可煎汤，一次用量为5～10克；或入丸、散。亦可外用：一次用量为10~30克，煎水洗。苦参苦寒，败胃损肾，脾胃虚寒、肾虚无热者禁服。苦参反藜芦，恶贝母、漏芦、菟丝子。

白鲜皮

● **别名**
北鲜皮、山牡丹

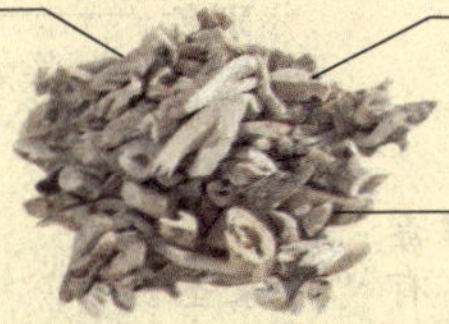

● **性味**
性寒，味苦、咸。

● **归经**
归脾、肺、小肠、胃、膀胱经。

◎白鲜皮是一种常用中药材，具有清热燥湿、祛风止痒、解毒的功效。

◎疗效特征 主要用于治疗由风湿热毒所致的皮肤病，如湿疹、荨麻疹、风热疮毒、疥癣、皮肤痒疹等，还可治风湿痹痛、黄疸等病症。治慢性湿疹、荨麻疹，配防风、白蒺藜、地肤子、蛇床子等煎水洗患处。

◎药用价值 白鲜皮的水浸液对堇色毛癣菌、同心性毛癣菌、许兰氏黄癣菌、红色表皮癣菌等许多皮肤真菌有抑菌作用。白鲜皮所含的白鲜碱对心脏有兴奋作用，可使心肌张力增加，分钟输出量及搏出量均增多。此外，白鲜皮对子宫平滑肌也有一定的兴奋作用。

◎选购保存 选购白鲜皮时，应以卷筒状、无木心、皮厚、块大者为佳。白鲜皮应置于通风干燥处保存。

使用须知 煎汤服，一次用量6～10克；外用适量，煎汤洗或研粉敷。虚寒证忌服。治风湿痹痛、两足屈伸不利、行走不便，可配银花藤、威灵仙、桑寄生、五加皮等，用水煎服。

【清热解毒药】

金银花

● 别名
忍冬花、银花、鹭鸶花、苏花、金藤花、双花

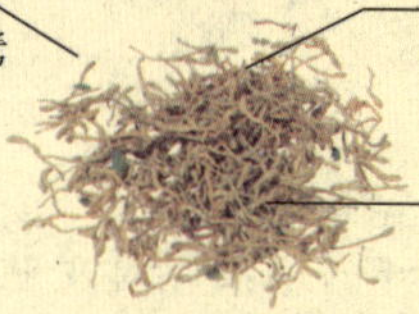

● 性味
性寒，味甘。

● 归经
归肺、胃经。

◎金银花自古被誉为清热解毒的良药，具有清热解毒、疏散风热的功效。

◎疗效特征　治外感风热、温病初起、热毒血痢以及痈疡、肿毒、瘰疬、痔漏等一切内外疮痈。

◎药用价值　金银花对多种细菌均有抑制作用。一般而言，对沙门氏菌属作用较强，尤其对伤寒及副伤寒杆菌在体外有较强的抑制作用，对慢性气管炎中某些常见细菌（肺炎球菌、甲型链球菌、卡他球菌）也有抑菌作用（平板法）。金银花在体外对人型结核杆菌有某些抑制作用。金银花热水浸剂对胃溃疡有轻度预防作用。

◎选购保存　选购金银花时，应以花未开放、色黄白、肥大者为佳。金银花应置阴凉干燥处保存，防潮、防蛀。

使用须知　内服：金银花可煎汤，一次用量为6～16克；或入丸、散。亦可外用：研末调敷。金银花性寒，脾胃虚寒及气虚、疮疡、脓清者忌服。金银花用途广、用量巨大，是家喻户晓的保健和去火饮品。

【清热解毒药】

连翘

● 别名
一串金、旱莲子、黄奇丹、连壳、黄花条

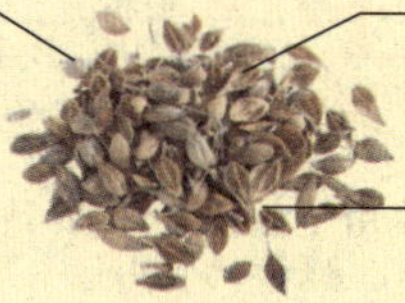

● 性味
性微寒，味苦。

● 归经
归肺、心、小肠经。

◎连翘具有清热解毒、消肿散结、疏散风热的功效，有“疮家圣药”之称。

◎疗效特征　常用于痈疽、瘰疬、乳痈、丹毒、风热感冒、温病初起、温热入营、高热烦渴、神昏发斑、热淋尿闭等病症的治疗。连翘的花及未熟的果实煎水洗脸，有良好的杀菌、杀螨、养颜护肤作用。

◎药用价值　治小儿一切热病，可用连翘、防风、炙甘草、山栀子各等份，水煎服用。治乳痈、乳核，可用连翘、五灵脂、蒲公英、川贝母各10克，水煎服。治舌破生疮：连翘25克，黄柏15克，甘草10克，水煎含漱。治疗肛周脓肿、肛瘘，可用连翘15克，黄芩、栀子各12克，金银花18克，水煎服。连翘的果皮中含齐墩果酸，有强心、利尿作用。

◎选购保存　以质坚硬，气芳香，无杂质、霉变者为佳。置干燥通风处保存。

使用须知　一次用量6~9克，水煎服，或入丸散剂。连翘的花及未熟的果实，采集后用水煮20分钟，每天在早上或睡前用此水洗脸，有良好的杀菌、杀螨、养颜护肤作用。

蒲公英

● **别名**
凫公英、蒲公草狗乳草、奶汁草、黄花三七

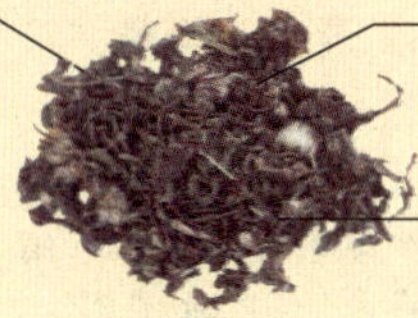

● **性味**
性寒，味苦、甘。

● **归经**
归肝、胃经。

◎蒲公英是药食兼用的植物，入药为解热凉血之要药，具有清热解毒、利尿散结的功效。

◎疗效特征 可用来治疗乳痈（急性乳腺炎）、瘰疬（淋巴腺炎）、疔毒疮肿、急性结膜炎、感冒发热、急性扁桃体炎、急性支气管炎、肺痈（肺脓肿）、尿路感染等病。

◎药用价值 蒲公英对金黄色葡萄球菌耐药菌株、溶血性链球菌有较强的杀灭作用，对肺炎双球菌、脑膜炎球菌、白喉杆菌、绿脓杆菌、变形杆菌、痢疾杆菌、伤寒杆菌等及卡他球菌亦有一定的抑制作用。此外，蒲公英有一定的利胆作用，临床上对慢性胆囊痉挛及结石症有效。

◎选购保存 选购蒲公英时，应以叶多、色灰绿、根完整、无杂质者为佳。蒲公英应置通风干燥处保存，防潮、防蛀。

使用须知 内服：蒲公英可煎汤，一次用量9～30克（大剂60克）；亦可捣汁或入散剂。外用：捣敷。脾胃虚寒者慎用，用量过大会导致缓泻。幼嫩的蒲公英还可凉拌和生食，根茎去皮抽芯亦可腌食，可炒食、做汤、炝拌。

鱼腥草

● **别名**
岑草、紫背鱼腥草、肺形草、猪姆耳、狗子耳

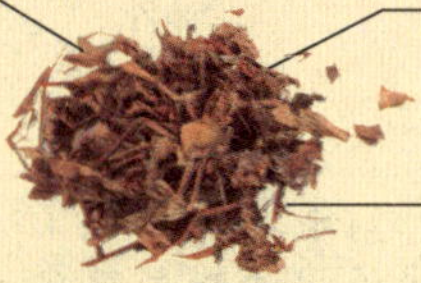

● **性味**
性寒，味辛。

● **归经**
归肺、膀胱、大肠经。

◎鱼腥草因叶有腥味而得名，具有清热解毒、排脓消痈、利尿通淋的功效。

◎疗效特征 主治肺热咳嗽、咳吐黄痰或腥臭脓痰、热痢、疟疾、水肿、淋病、阴道炎、疔疮痈肿、痔疮、急性化脓性乳腺炎、湿疹、秃疮，疥癣等热毒病症。

◎药用价值 鱼腥草素对卡他球菌、流感杆菌、肺炎球菌、金黄色葡萄球菌有明显抑制作用。其次，鱼腥草能延缓结核病变的发展，延长患者寿命。再次，鱼腥草对流感亚洲甲型京科68-1株有抑制作用，也能延缓孤儿病毒的生长，对流行性感冒有一定的治疗作用。此外，鱼腥草能使毛细血管扩张，增加血流量及尿液分泌，从而有利尿的作用。

◎选购保存 以叶多、色绿、有花穗、鱼腥气浓的为佳。置阴凉干燥处保存。

使用须知 内服：鱼腥草可煎汤，一次用量为9～15克（鲜者30～60克）；或捣汁。亦可外用：煎水熏洗或捣敷。鱼腥草性寒，寒证及阴性外疡者忌服。产妇月子期第一次吃鸡时加入适量鱼腥草，可以预防产后风。

【清热解毒药】

板蓝根

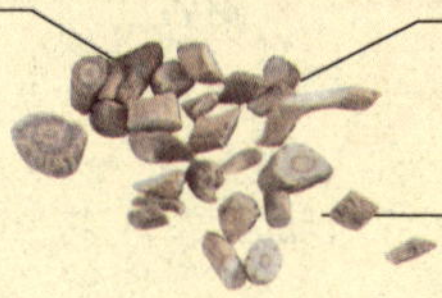

● 别名
靛青根、蓝靛根、靛根

● 性味
性寒，味苦。

● 归经
归肺、肝、胃经。

◎板蓝根是一种中药材，为清热解毒药，具有清热解毒、凉血消肿、利咽的作用。

◎疗效特征 可治疗流行性感冒（简称流感）、流行性脑脊髓膜炎（简称流脑）、乙脑、肺炎、丹毒、热毒发斑、神昏吐衄、咽喉肿痛、痄腮、火眼、疮疹、舌绛紫暗、喉痹、烂喉丹痧、大头瘟疫、痈肿、急慢性肝炎、骨髓炎等症。

◎药用价值 对枯草杆菌、金黄色葡萄球菌、八联球菌、大肠杆菌、伤寒杆菌、副伤寒甲杆菌、痢疾杆菌、肠炎杆菌等都有抑制作用；丙酮浸出液也有类似作用，且对溶血性链球菌有效，对A型脑膜炎球菌之抑菌作用与大蒜、金银花相似，常用其来治疗流行性脑膜炎。

◎选购保存 选购板蓝根时，应以条长、粗细均匀者为佳。板蓝根应置于通风干燥处保存。

使用须知 板蓝根可煎汤内服，一次用量15～30克。体虚而无实火热毒者忌服。有部分患者使用板蓝根冲剂和针剂会出现过敏反应，可表现为全身出现红斑型药疹，严重时可引起过敏性休克，所以要慎用。

【清热解毒药】

土茯苓

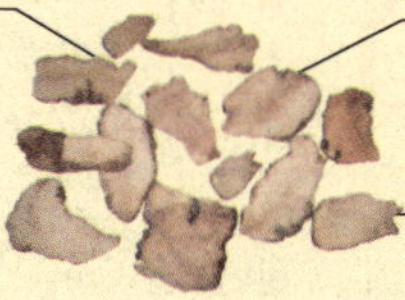

● 别名
硬饭头、红土苓

● 性味
性平，味甘、淡。

● 归经
归肝、胃、肾、脾经。

◎土茯苓为一种常用中药材，具有清热解毒、除湿利尿、通利关节的功效。

◎疗效特征 可用于治疗湿热淋浊、带下黄赤、阴道瘙痒、痈肿、瘰疬、疥癣、湿疹、梅毒及风湿热痹引起的肢体拘挛、筋骨疼痛（如风湿性关节炎、痛风）等症，还可用于治疗反复发作的慢性疮疡。

◎药用价值 土茯苓具有解毒、利尿作用，现主要用于治疗反复发作的慢性疮疡，配银花、连翘、蒲公英等，也用于治疗慢性湿疹和其他慢性皮肤病，如牛皮癣等，有一定的效果，常配生地、赤芍、地肤子等。治急性肝炎有时也用土茯苓辅助其他药物。

◎选购保存 以淡棕色、粉性足、纤维少者为佳。置于阴凉通风处保存。

使用须知 土茯苓每次用量为15～60克。如无湿热，或属阴液亏损者，长期使用土茯苓则会造成或加重津亏液耗，出现口干、咽燥等不良反应，所以应少食。

【清热凉血药】

生地黄

● 别名
地髓、原生地、山烟、山白菜

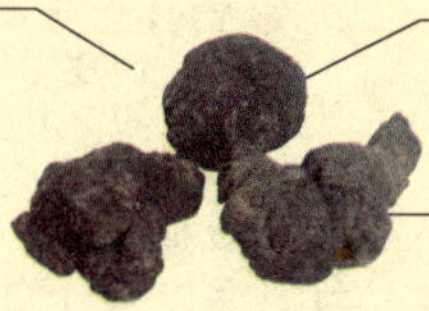

● 性味
性微寒，味甘、苦。

● 归经
归心、肝、肾经。

◎生地黄根据炮制方法的不同分为生地黄、炒生地黄、生地典炭，具有滋阴清热、凉血补血的功效。

◎疗效特征 可用于治疗热风伤阴、咽干口燥、咽喉肿痛、舌绛烦渴、发斑发疹、血热出血（如吐血、鼻出血、崩漏、便血等）、月经不调、胎动不安、阴伤便秘等症。

◎药用价值 生地黄中的提取物有缩短凝血时间，加速血液凝固的作用，对各种出血症均有一定的疗效。其次，生地黄有较好的强心、利尿作用，还有助于解热，对衰弱的心脏、心肌炎有一定的疗效。此外，生地黄还有较强的降血糖作用，对糖尿病患者大有益处。

◎选购保存 选购以加工精细、体大、体重、质柔软、油润、断面乌黑、味甜者为佳，置通风干燥处保存。

使用须知 生地黄可煎汤内服，一次用量为10～15克。鲜品用量加倍，或以鲜品捣汁入药。本品性寒而滞，脾虚湿滞、腹满便溏者以及气血虚弱的孕妇均不宜使用。

【清热凉血药】

玄参

● 别名
正马、鹿肠、黑参、野脂麻、元参

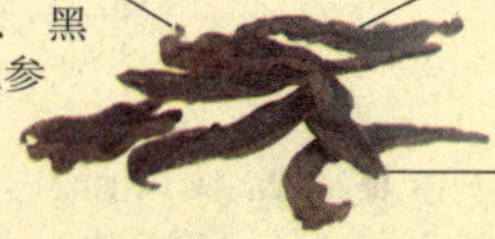

● 性味
性微寒，味甜，微苦。

● 归经
归肺、胃、肾经。

◎玄参为咸寒之品，具有滋阴降火、除烦解毒、清热凉血、散结利咽的功效。

◎疗效特征 可有效治疗热病伤阴、舌绛烦渴、发斑、骨蒸劳热、夜寐不宁、自汗盗汗、津伤便秘、吐血衄血、咽喉肿痛、痈肿、瘰疬、温毒发斑、目赤、白喉、疮毒等症。

◎药用价值 玄参具有降压、强心、扩张血管的作用，对高血压、冠心病以及心律失常、动脉硬化、脑梗死等心血管病均有较好的治疗作用。其次，玄参还能促进局部灌注循环，消除炎症，对心肌炎也有疗效。此外，本品还有降低血糖、解热、抗真菌、利胆等作用。

◎选购保存 以枝条肥大、皮细、质坚、芦头修净、肉色乌黑者为佳；枝条小、皮粗糙、带芦头者次之。置干燥处，防霉、防蛀。

使用须知 内服：煎汤，9～15克；或入丸、散。外用：捣敷或研末调敷。脾胃有湿及脾虚便溏者忌服。产后如需用凉药时，如嫌知母太寒，可用玄参代替。

【清热凉血药】

牡丹皮

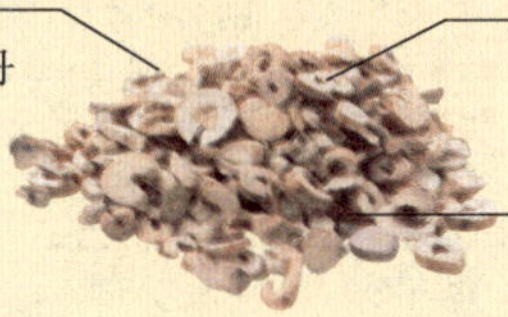

● 别名
牡丹根皮、丹皮、丹根

● 性味
性凉，味辛、苦。

● 归经
归心、肝、肾经。

◎本品具有清热凉血、活血消瘀、滋阴降火、解斑毒、利咽喉、通小便血滞的作用。

◎疗效特征 主治阴虚发热、骨蒸劳热、热证出血、惊痫、闭经、症瘕（肿瘤、癌症）、痈疡、跌打损伤等症。临床主要用于治疗肝郁火旺而致的发热、盗汗或自汗、头痛目涩、颊赤口干、月经不调等症。

◎药用价值 体外试验牡丹皮对伤寒杆菌、大肠杆菌、金黄色葡萄球菌、溶血性链球菌、肺炎球菌等有较强的抗菌作用，对白喉杆菌也有抑制作用。丹皮水煎剂有降血压的作用，用于治疗高血压和动脉硬化而有肝郁积热症状者，包括眼底动脉硬化、血管痉挛、眼底出血等有较好的疗效。

◎选购保存 选购牡丹皮时，应以条粗长、皮厚、粉性足、香气浓、结晶状物多者为佳。牡丹皮应置于干燥处保存。

使用须知 牡丹皮可煎汤内服，一次用量为6～10克；或入丸、散。牡丹皮性凉，血虚有寒、孕妇及月经过多者不宜服用或在医师指导下使用。

【清热凉血药】

赤芍

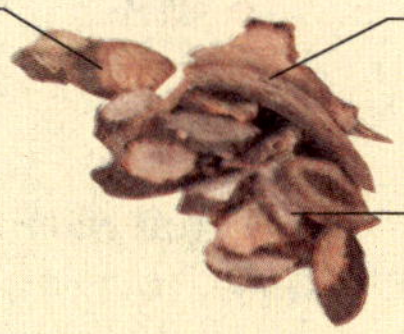

● 别名
山芍药、草芍药

● 性味
性微寒，味苦。

● 归经
归肝、脾经。

◎赤芍是著名野生道地中药材，具有清热凉血、散瘀止痛、行瘀消肿的功效。

◎疗效特征 可用于温毒发斑、吐血衄血、目赤肿痛、肝郁胁痛、闭经痛经、症瘕腹痛、跌扑损伤、疮疡等症的治疗。

◎药用价值 能缩短凝血时间，对血液系统具有抗凝、抗血栓、抗血小板聚集的作用，还能改善肝脏微循环，加强胆红素摄取、结合、转运、弥散及排泄，同时有利胆、利尿等作用，对持久不退的重度黄疸肝炎有血瘀血热见症者有显著的退黄作用。赤芍和川芎合用还具有抗氧化及保护血管内皮细胞的功能。此外，赤芍还具有降血脂、血压，抗动脉粥样硬化的作用。

◎选购保存 以根长、外皮易脱落、断面白色、粉性大，习称“糟皮粉渣”者为佳。置通风干燥处保存。

使用须知 赤芍可煎汤内服，一次用量为6～12克。赤芍性微寒，血虚有寒、孕妇及月经过多者忌用；不宜与藜芦同用。赤芍能清血分实热，散瘀血留滞。该品功能与丹皮相近，故常与丹皮相须为用。

【清退虚热药】

地骨皮

● **别名**
地节、枸杞根、枸杞根皮、山杞子根

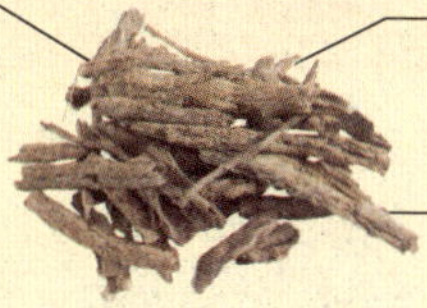

● **性味**
性凉，味辛、苦。

● **归经**
归心、肝、肾经。

◎地骨皮为常用中药材，具有凉血除蒸、清肺降火的功效，为清退虚热的常用药。

◎疗效特征 常用来治疗虚劳、潮热、盗汗、肺热咳喘、吐血、衄血、血淋、消渴、高血压、痈肿、恶疮等症。

◎药用价值 地骨皮的浸剂、酊剂等均有明显的降压作用，通过直接扩张血管，有中等程度的降压作用，还能降血糖，缩短血糖升高的时间。此外，还有显著的退热作用，用于治疗一般的虚热和痨热。用于肺热喘咳，间有午后发热、舌红苔黄，包括急性支气管炎、肺炎等的肺热咳嗽，取其有泻肺清热作用，配桑白皮、甘草等，方如泻白散，此方尤其适用于儿童。

◎选购保存 选购地骨皮时，应以块大、肉厚、无木芯与杂质者为佳。地骨皮应置干燥容器内保存。

使用须知 内服：地骨皮可煎汤，一次用量3～10克；或入丸、散。亦可外用：煎水含漱、淋洗，研末撒或调敷。外感风寒所引起的发热不要用本品，脾胃虚寒、便溏者忌服。

【清退虚热药】

青蒿

● **别名**
蒿、草蒿、野兰蒿、黑蒿、白染艮

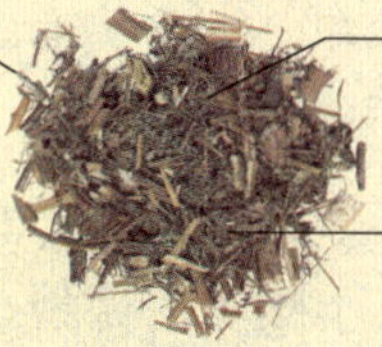

● **性味**
性寒，味苦、微辛。

● **归经**
归肺、肾经。

◎青蒿为阴虚发热要药，具有清透虚热、凉血除蒸、截疟的功效。

◎疗效特征 可治温病、暑热、骨蒸劳热、疟疾、痢疾、黄疸、疥疮、瘙痒，主要用于清解虚热、暑热。前人认为青蒿为清热凉血退蒸之良药，现代实践也主要是用于血虚而有热者。

◎药用价值 青蒿对某些皮肤真菌有抑制作用，对钩端螺旋体的抗菌效力与连翘、黄柏、蚤休相似，而弱于黄连、荔枝草、黄芩与金银花。青蒿有较好的解热发汗作用，尤其适宜于清解暑热，以及解“弛张热”和原因不明的久热，但在高热和热病进展期，解热效果不显著。青蒿还有止血的作用，对鼻出血和紫斑，有一定治疗效果。

◎选购保存 以质嫩、色绿、气清香者为佳。置于通风干燥处保存。

使用须知 内服：青蒿可煎汤，一次用量为5～15克；或入丸、散。亦可外用：捣敷或研末调敷。青蒿性寒，产后血虚、内寒作泻及饮食停滞、泄泻者勿用。出汗多者也要慎用。

泻下药

凡能引起腹泻，或润肠通便的药物，均称为泻下药。根据泻下程度的不同，一般可分攻下药、润下药和峻下逐水药三类。主要用于大便秘结、胃肠积滞、湿热内结及水肿停饮等里实证。攻下药的作用较猛，峻下逐水药（临床上极少用）尤为峻烈，这两类药物，奏效迅速，但易伤正气与脾胃，年老体衰、体质偏弱者当慎用；奏效后要立即停药，慎勿过量，以免损伤胃气；妇女胎前产后及经期应忌用。润下药多为植物的种仁或果仁，富含油脂，具有润滑作用。本节主要介绍几味常用的攻下药和润下药。

【攻下药】

大黄

◎大黄是一种常用中药材，具有攻积滞、清湿热、泻火解毒、凉血祛瘀的功效。

● **别名**
将军、黄良、火参、肤如、蜀大黄、牛舌

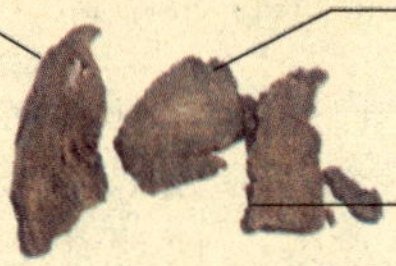

● **性味**
性寒，味苦。

● **归经**
归胃、大肠、肝、脾经。

◎疗效特征 主治实热便秘、热结胸痞、湿热泻痢、黄疸、淋病、水肿腹满、小便不利、目赤、咽喉肿痛、口舌生疮、胃热呕吐、吐血、咯血、产后瘀滞腹痛等。

◎药用价值 大黄可减轻内毒素性低血压，消除氧自由基，降低再灌注期血浆、肺、小肠等内源性一氧化氮的水平，降低肠、肝、肺毛细血管通透性，减轻内毒素引起的肠壁血管通透性增加，防止肠道细菌移位及内毒素进入血循环等。临床可用于严重创伤、感染性休克等危重病预防及治疗胃肠功能衰竭。大黄生用泻下作用较强，熟用则泻下作用较缓而长于泻火解毒、清利湿热；酒制功擅活血，且善清上焦血分之热；炒炭常用于凉血止血。

◎选购保存 选购大黄时，以外表黄棕色、锦纹及星点明显、体重、质坚实、有油性、气清香、味苦而不涩、嚼之发黏者为佳。大黄应放干燥通风处保存。

使用须知 大黄性寒，虚弱、脾胃虚寒、无实热瘀结者及孕妇胎前、产后均应慎用或忌服。生大黄内服可能发生恶心、呕吐、腹痛等副作用，一般停药后即可缓解。

【攻下药】

番泻叶

别名
旃那叶、泻叶

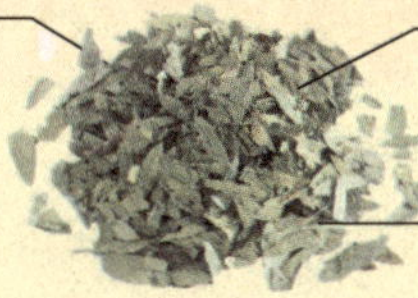

性味
性大寒，味甘、苦。

归经
归大肠经。

◎番泻叶为刺激性泻药，具有泻热行滞、通便利水的功效。属于猛药，尽量少用。

◎疗效特征 临床应用于热积便秘，如胃肠积热而致的便秘、食物积滞、胸腹胀满及腹水等症。本品与大黄相比较，泻下力较强，起效较速。但抗菌消炎、清热消痞的作用不及大黄。

◎药用价值 本品主要有泻下作用，有较强的刺激性，能促进肠蠕动，服后3小时泻下数次。副作用较明显，可有腹痛、呕吐或使原有的肠部炎症加重，配驱风药或理气药，可减少或预防以上的副作用。在治腹胀和腹水方面，本品作用近于甘遂，效力和安全度较好，也用于术前清洁肠道。

◎选购保存 以干燥、叶形狭尖、片大、完整、色绿、梗少、无泥沙者为佳；避光，置通风干燥处保存。

使用须知 虚弱者、孕妇及妇女经期、产后及哺乳期均忌用。有痔疮者亦不宜用。服量不宜过大，过量则有恶心、呕吐、腹痛等副作用，一般配木香、藿香等行气。

【润下药】

火麻仁

别名
麻子、麻子仁、大麻子、大麻仁、白麻子、火麻子

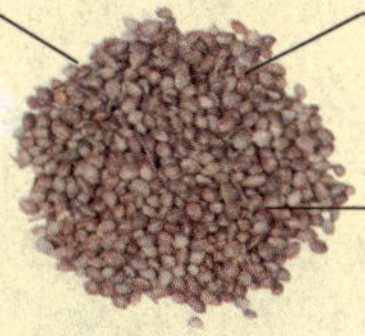

性味
性平，味甘。

归经
归脾、胃、大肠经。

◎火麻仁是便秘常用药，具有益脾补虚、养阴润燥、润肠通便的功效。

◎疗效特征 常用于治疗体质较为虚弱、津血枯少的肠燥便秘、消渴、热淋等病症。尤其适用于治疗老年人血虚津枯之便秘，也适合诸如虚弱与热积病后，及产后津枯血少的肠燥便秘患者。

◎药用价值 现代研究证明，火麻仁属于滑润性泻药，所含的脂肪油对肠壁和粪便起润滑作用；能软化大便，使之易于排出，作用缓和，无肠绞痛副作用。专家介绍，火麻仁是目前所有常见的食物油中不饱和脂肪酸含量最高的，也是目前世界上唯一能溶于水的植物油。经常食用这种特殊的油脂，可降低血压和胆固醇，防止血管硬化。

◎选购保存 火麻仁以色黄、无皮壳、饱满者为佳。置于通风处保存。

使用须知 内服：火麻仁可煎汤，一次用量为9~30克；或入丸、散。亦可外用：捣敷或榨油涂。临床上大剂量服用火麻仁出现过中毒症状，所以使用时要控制剂量。

祛风湿药

凡以祛除风寒湿邪，治疗风湿痹症为主的药物，均称为祛风湿药。此类药物辛散祛风，苦燥除湿，能祛风除湿、通利关节、宣痹止痛，主要用于关节疼痛、肌肉麻木等痹证；对被西医诊断为风湿性关节炎、类风湿性关节炎、肌肉风湿痛、坐骨神经痛、腰脊劳损、肩周炎、痛风等病症有一定的治疗作用。有的祛风湿药还有补肝肾、强筋骨的作用；部分祛风湿药兼有发汗解表、熄风定搐等作用。此类药多为辛温燥散之品，容易伤阴耗血，故阴虚血亏者当慎用，若病程较长，经久不愈者，可制成酒剂、丸剂或散剂服用。

独活

● **别名**
独摇草、独滑、长生草

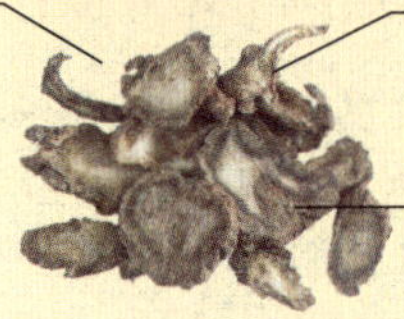

● **性味**
性温，味辛、苦。

● **归经**
归肝、肾、膀胱经。

◎独活为治风湿痹痛主药，凡风寒湿邪所致之痹证，无论新久，均可应用。

◎疗效特征 擅长治疗腰以下的风湿痹痛，具有祛风、胜湿、散寒、止痛的功效，治风寒湿痹、腰膝酸痛、手脚挛痛、慢性气管炎、头痛、齿痛均有较好的疗效。

◎药用价值 独活具有镇静、催眠、镇痛、抗炎作用，对风湿引起的关节疼痛有较好的效果。独活还有一定的降压作用，对血小板聚集有抑制作用，对心脑血管疾病有一定好处。现代研究证明，独活所含香柑内酯、花椒毒素等有光敏及抗肿瘤作用。临床上治疗慢性气管炎，取独活15克，红糖20克，加水煎成200毫升，分2次服，疗程1周。治疗422例，显效29例（6.9%），有效282例（66.8%）。有效病例均显示一定的镇咳、平喘作用。副作用有头昏、头痛、舌发麻、恶心、呕吐、胃部不适等，一般不必停药。

◎选购保存 独活有两种：川独活外形类似当归，有分枝形支根；香独活则多分枝，断面木为深紫色。以根头部膨大、表面灰褐色、质硬、断面灰白色、有特异香气及味苦、辛，微麻舌的为佳。独活应置干燥处保存，防霉、防蛀。

使用须知 内服：独活可煎汤，一次用量为3～9克；浸酒或入丸、散。亦可外用：煎水洗。独活性较温，盛夏时要慎用。此外，高热而不恶寒，阴虚血燥者慎服。

威灵仙

● **别名**
葳灵仙、九草阶、风车、辣椒藤、铁灵仙、灵仙藤

● **性味**
性温，味辛、咸。

● **归经**
归膀胱、肝经。

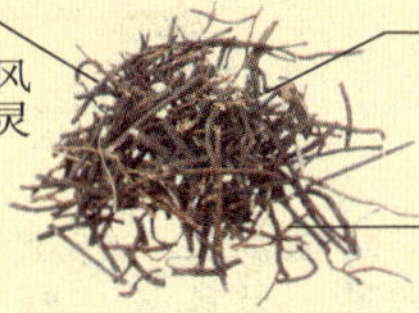

◎威灵仙质坚行散，具有祛风除湿、通经活络、消痰散积、利尿、止痛等功效。

◎疗效特征 主治风寒湿痹、腰膝冷痛、肢体麻木、筋骨脉动拘挛、脚气肿痛、胸膈痰饮、腹内冷积、诸骨鲠咽等病症。

◎药用价值 威灵仙可有效降低血压，对心脏有先抑制后兴奋的作用，还有兴奋平滑肌的作用。其次，还有利尿、降血糖的作用。威灵仙还有镇痛效能，对皮肤真菌有抑制作用。华中威灵仙（白花藤，品种未鉴定）中提取的白花素（白头翁脑）有抑菌作用，另一种威灵仙的水提取物中也有原白头翁素，可能具有抗菌成分。

◎选购保存 选购威灵仙时，应以条匀、皮黑、肉白、坚实者为佳。威灵仙应置于通风干燥处保存。

使用须知 内服：威灵仙可煎汤，一次用量为5～12克；浸酒或入丸、散。亦可外用：捣敷。气虚血弱，无风寒湿邪者忌服。威灵仙不宜与茶、面汤同服。

川乌

● **别名**
鹅儿花、铁花、五毒

● **性味**
性热，味辛、苦，有大毒。

● **归经**
归心、肝、肾、脾经。

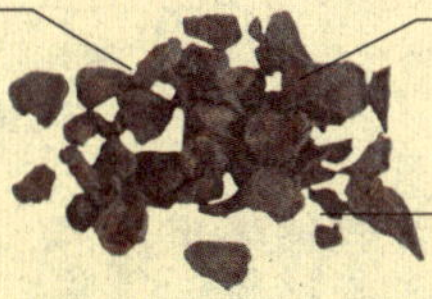

◎祛风除湿，温经止痛。但此药有大毒，中毒严重者可能引起死亡。须遵守医嘱，以免引起严重后果。

◎疗效特征 常用于治疗风寒湿痹、关节疼痛、心腹冷痛、寒疝作痛。生川乌酊外用能刺激皮肤，继而产生麻木感，故外用可作某些神经痛及风湿的镇痛剂。

◎药用价值 川乌有明显的抗炎、镇痛、强心作用，但剂量加大则引起心律失常，终致心脏抑制；乌头碱可引起心律不齐和血压升高，还可增强毒毛旋花子苷G对心肌的毒性作用，有明显的局部麻醉作用；乌头多糖有显著降低正常血糖作用；注射液对胃癌细胞有抑制作用。

◎选购保存 宜选购经过炮制的川乌（即制川乌）。川乌应置通风干燥处，防蛀保存。

使用须知 内服：煎服，一次用量为1.5～3克；宜先煎、久煎。外用，适量。孕妇忌用；不宜与贝母类、半夏、白及、白蔹、天花粉、瓜蒌类同用。内服一般应炮制用，生品内服宜慎；酒浸、酒煎服易致中毒，应慎用。

蕲蛇

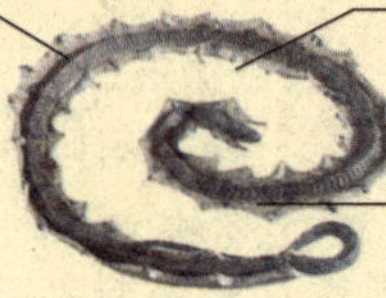

● 别名
大白花蛇、棋盘蛇、五步蛇、百步蛇

● 性味
性温，味甘、咸。有毒。

● 归经
归肝经。

◎蕲蛇成长极慢，现已成为一种濒危动物，具有祛风湿、散风寒、舒筋活络的作用。

◎疗效特征 主要用于风湿顽痹、麻木拘挛、中风口眼歪斜、半身不遂、抽搐痉挛、破伤风、麻风疥癣，还可治瘰疬、梅毒、恶疮等证。

◎药用价值 蕲蛇有镇静、催眠及镇痛作用；注射液有显著降压作用；水提物能激活纤溶系统；醇提取物可增强巨噬细胞吞噬能力，显著增加炭粒廓清率。

◎选购保存 蕲蛇多于夏、秋二季捕捉，剖开蛇腹，除去内脏，洗净，用竹片撑开腹部，盘成圆盘状，干燥后拆除竹片。蕲蛇应置干燥处储存，防霉，防蛀。

使用须知 内服：蕲蛇可煎汤，一次用量为3～9克；研末吞服，一次用量1～1.5克，一日2～3次。或酒浸、熬膏、入丸、散服。蕲蛇性温，阴虚内热者忌服，孕妇忌服。

秦艽

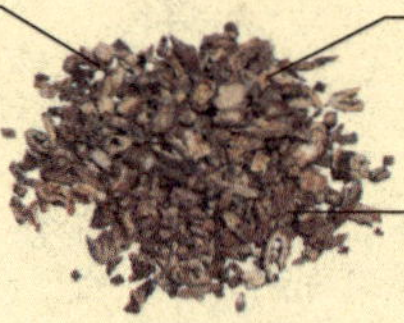

● 别名
秦胶、秦纠、秦爪、左秦艽、大艽

● 性味
性平，味苦、辛。

● 归经
归胃、肝、胆经。

◎秦艽是中国重要的传统中药之一，具有祛风湿、通经络、清湿热、利尿退黄的功效。

◎疗效特征 主治风湿痹痛、筋脉拘挛、中风不遂、骨蒸潮热、妇人胎热、小儿疳热、湿热黄疸、小便不利、肠风痔漏等病症。

◎药用价值 秦艽具有抗炎作用，能抑制实验性关节炎，通过神经系统间接刺激垂体，使促皮质素分泌增加，肾上腺皮质功能亢进，从而有助于消炎退肿。前人说秦艽能治潮热，现代实验认为，本品确有解热的作用。秦艽有一定的镇痛、镇静、抗过敏作用，还有升血糖、降血压的作用，对痢疾杆菌、伤寒杆菌、金黄色葡萄球菌等也有一定的抑制作用。

◎选购保存 选购秦艽时，应以粗大、肉厚、色棕黄者为佳。秦艽应置于通风干燥处保存。

使用须知 秦艽是中药治疗风湿痹痛、关节病必不可少的药物。但久病虚寒、尿多、便溏者不适宜使用。用秦艽配其他滋阴药，如鳖甲、当归和清热药，如知母、柴胡等，有助于解退虚热。

桑寄生

● 别名
广寄生

● 性味
性平，味苦。

● 归经
归肝、肾经。

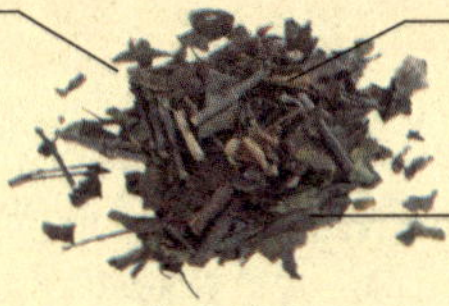

◎桑寄生具有补肝肾、强筋骨、除风湿、通经络、益血、安胎的功效。常与独活、牛膝等配伍应用。

◎疗效特征 治腰膝酸痛、筋骨痿弱、偏枯、脚气、风寒湿痹、胎漏血崩、产后乳汁不下等。还可治风湿痹痛，适用于风湿性关节炎、风湿性心肌炎而有腰膝酸软、痛痹和其他血虚表现者。治妊娠胎动不安、先兆性流产或腰背疼痛效果较好。治疗小儿麻痹症与淫羊藿配合效果较好。

◎药用价值 桑寄生具有较好的降压作用，临床常用来治疗高血压，适用于肝肾不足，阴虚阳亢，有头痛、眩晕、耳鸣、心悸的病例。此外，桑寄生还有降低胆固醇、利尿、抗菌、抗病毒的作用。

◎选购保存 桑寄生以外皮棕褐色、条匀、叶多、附有桑树干皮、嚼之发黏者为佳。置干燥通风处，防蛀保存。

使用须知 桑寄生可煎煮成药汤服用，用量可以略大（一般用量10～30克）。桑寄生性缓气和，可升可降，一般人均可服用，无特殊禁忌。加工时可将桑寄生与酒、水拌匀润透，以小火微炒晾干。

五加皮

● 别名
南五加皮

● 性味
性温，味辛。

● 归经
归肝、肾经。

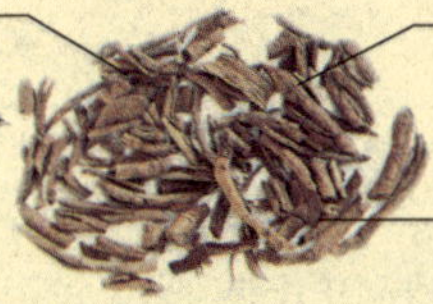

◎五加皮具有祛风湿、补肝肾、强筋骨、活血脉等功效，对肝肾不足有风湿者最为适用。

◎疗效特征 常用于治疗风寒湿痹、筋骨挛急、腰痛、阳痿、脚弱、小儿行迟、水肿、脚气、疮疽肿毒、跌打损伤等病症。

◎药用价值 五加皮具有镇静、镇痛的作用，对消炎痛型、幽门结扎型、无水乙醇型胃溃疡均有良好的保护作用。五加皮多糖部分具有抗肝损伤作用，对核糖核酸代谢有一定的影响。红毛五加皮具扩张血管、增加冠脉流量、降压、抗心律失常的作用。五加皮还具有抗肿瘤及止血作用。临床上用于治疗风湿性关节炎、风湿性心肌炎，功力偏于下半身，以祛湿为主。

◎选购保存 以粗长、皮厚、气香、无木芯者为佳。置于干燥处保存。

使用须知 煎煮成药汤服用，用量可以略大（一般用量10～30克）。阴虚火旺者慎服。勿与蛇皮、玄参共同使用。广东酿制的五加皮酒药性较和缓，常以红毛五加皮配黄芪、当归、牛膝、续断等酿制。

芳香化湿药

凡气味芳香，具有化湿运脾，以治疗湿困脾胃为主要作用的药物，均称之为芳香化湿药。此类药辛香温燥，主入脾、胃经，能促进脾胃运化，消除湿浊，前人谓之“醒脾”“醒脾化湿”。同时，其味辛，能行气，香能通气，能行中焦之气机，以解除因湿浊引起的脾胃气滞之病机。此外，部分药还兼有解暑、辟秽、开窍、截疟等作用。主要用于湿浊内阻、脾胃湿困、运化失常所致的腹部胀满、呕吐泛酸、大便溏薄、食少体倦、舌苔白腻等症。临床上常用来治疗中暑引起的呕吐、腹泻、急性肠胃炎、痢疾等病。湿阻气滞者需配行气药同用；寒湿者当配温中祛寒药；湿热者当配清热利湿药；脾虚湿滞者当与补气健脾药同用。

藿香

◎藿香可入药，民间常用作调味料或直接食用，具有利气、快膈、和中、辟秽、祛湿的功效。

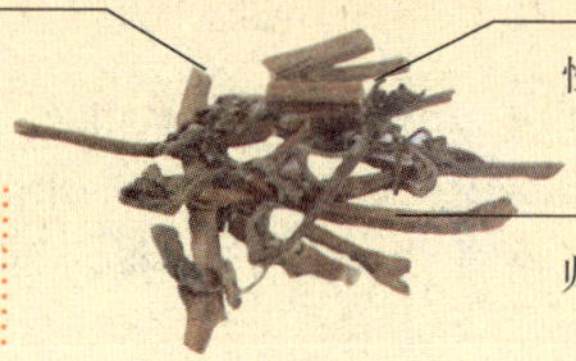

● 别名
排香草、合香

● 性味
性微温，味辛。

● 归经
归肺、脾、胃经。

◎疗效特征 治暑湿感冒、寒热、头痛、胸脘痞闷、呕吐泄泻、疟疾、痢疾、口臭。藿香叶偏于发表，藿香梗偏于和中，鲜藿香解暑之力效强。

◎药用价值 藿香有止呕、止泻、健胃、解热、发散风寒、抑菌等药理作用。用于治疗夏季感冒而兼有胃肠症状（头痛、腹痛、呕吐、腹泻）者，常配半夏、苏叶等止呕，厚朴止泻，白芷解表，方如藿香正气丸。用于治疗急性胃炎，适宜于因饮食生冷或不洁食物引起者，表现有上腹胀闷、发热、疲倦、呕吐、腹泻、口臭、舌苔厚腻、脉濡缓。可配陈皮、厚朴、苍术加强理气除湿作用。藿香配伍砂仁，有温中理气、止呕安胎之功效，用于治疗妊娠恶阻或气滞脘闷、胃纳不佳者。藿香配伍佩兰，其清热化湿解暑、和胃醒脾之功效更著，用于治疗夏日伤暑、湿浊中阻、胃失和降而致的倦怠、胃脘痞闷、恶心、呕吐、口中发黏等症。

◎选购保存 广藿香以茎粗、结实、断面发绿、叶厚柔软、香气浓厚者为佳。藿香以茎枝青绿、叶多、香浓者为佳。宜放干燥、阴凉处防潮。

使用须知 内服：藿香可煎汤，一次用量4.5～9克；或入丸、散。亦可外用：煎水含漱；或烧存性，研末调敷。阴虚火旺、中焦火盛热极、温病、热病的患者禁用，置阴凉干燥处。

苍术

● 别名

赤术、马蓟、青术、仙术

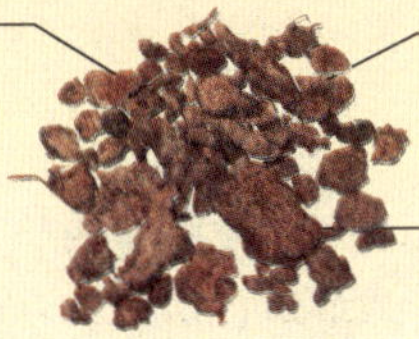

● 性味

性温，味辛、苦。

● 归经

归脾、胃、肝经。

◎苍术是著名的野生中药材，具有燥湿健脾、祛风散寒、明目的功效。

◎疗效特征 主治湿困脾胃、倦怠乏力、脘腹胀满、食欲不振、呕吐泄泻、痰饮、湿肿、表证夹湿、头身重痛、痹证湿性、肢节酸痛重着、痿痹等病症。

◎药用价值 用于治疗泄泻，尤其是夏季水泻，湿热较重，配金银花、茯苓。用于治疗风湿，尤其是肌肉风湿，常配麻黄、桂枝、苡仁等，加强镇痛效果。用于外科，对治疗阴疽、肛周结核等有一定的效果，又可治疗湿热所致的下肢胀痛无力而类似丹毒者，常配黄柏、牛膝等。用于眼科治疗夜盲症和麻疹后角膜软化。

◎选购保存 南苍术以个大、坚实、无毛须、内有朱砂点，切开后断面起白霜者佳；北苍术以个肥大、坚实、无毛须、气芳香者为佳。置阴凉干燥处，防虫蛀。

使用须知 用于治疗消化不良，有胃脘满闷、食欲不振、或吐或泻，配厚朴、陈皮。苍术与厚朴均能化湿。治胃肠满闷和吐泻时，两者常配合使用。阴虚内热，气虚多汗者忌服。

厚朴

● 别名

厚皮、重皮、赤朴、烈朴

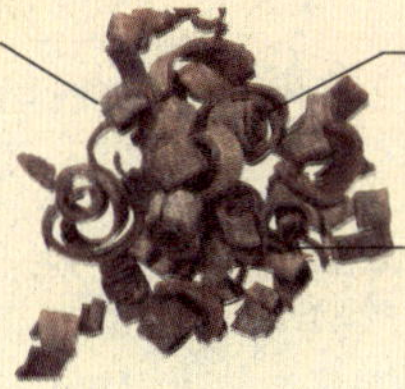

● 性味

性温，味辛、苦。

● 归经

归脾、胃、大肠经。

◎厚朴是芳香化湿中药，现为国家Ⅱ级重点保护野生植物。具有温中下气、燥湿、消痰的功效。

◎疗效特征 主治胸腹痞满、胀痛、反胃、呕吐、宿食不消、痰饮喘咳、寒湿泻痢，常与苍术、陈皮等配合用于湿困脾胃、脘腹胀满等症。

◎药用价值 厚朴煎剂对肺炎球菌、白喉杆菌、溶血性链球菌、施氏痢疾杆菌、金黄色葡萄球菌等有抑菌作用。厚朴还具有解痉健胃，刺激消化道黏膜引起反射性兴奋作用。此外，还有镇痛、镇静、平喘作用。还用于治疗腹胀，主要用于实胀，腹胀而有小便黄短、大便干结、脉滑数有力等症，常见于肠炎、肝炎、胃肠神经官能症等。

◎选购保存 以皮粗肉细、肉色深紫、油性大、香味浓、味苦辛、微甜、咀嚼无残渣者为佳，置阴凉干燥处，防蛀。

使用须知 内服：煎汤，一次用量3～9克；或入丸、散。该品辛、苦，温，燥湿，易伤耗气伤津，故气虚津亏者及孕妇当慎用。厚朴花性味、用量与厚朴同，主要作用为健胃，祛湿之力不及厚朴。

砂仁

别名
缩砂仁、缩砂蜜、缩砂

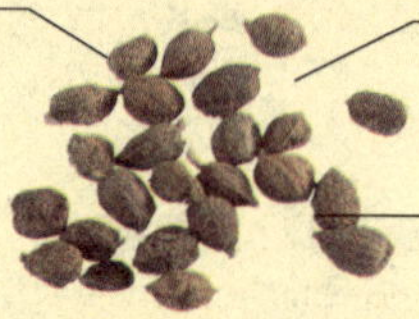

性味
性温，微辛。

归经
归脾、胃、肾经。

◎砂仁是中医常用的一味芳香性药材，具有行气调中、和胃醒脾的功效。

◎疗效特征 主治腹痛痞胀、胃呆食滞、噎膈呕吐、寒泻冷痢、妊娠胎动。砂仁常与厚朴、枳实、陈皮等配合，治疗胸脘胀满、腹胀食少等病症。

◎药用价值 砂仁所含的挥发油具有促进消化液分泌、增强胃肠蠕动的作用，并可排除消化管内的积气。另外，它还有一定的抑菌作用。砂仁可用于治疗消化不良、寒湿泻痢、虚寒胃痛，还可治疗妊娠呕吐、胎动不安而与脾胃虚寒有关者。

◎选购保存 选购以个大、坚实、仁饱满、气味浓厚者为佳，以阳春砂质量为优。宜置阴凉干燥处保存。

使用须知 内服：煎汤（不宜久煎），一次用量1.5～6克；或入丸、散。阴虚有热者忌服，因有些人服用后出现过敏反应。如无砂仁，可用益智仁代，益智仁性味与砂仁同，也有健胃作用。

白豆蔻

别名
多骨、壳蔻、白蔻

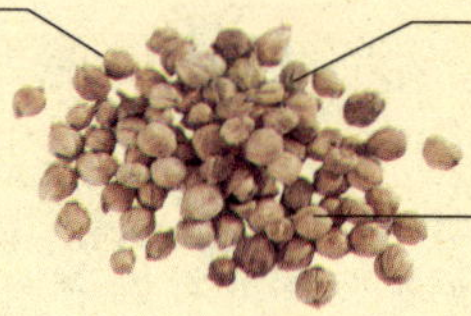

性味
性温，味辛。

归经
归肺、脾、胃经。

◎白豆蔻为姜科植物白豆蔻的干燥成熟果实，具有行气暖胃、消食宽中的功效。

◎疗效特征 常用于治疗气滞、食滞、胸闷、腹胀、嗳气、噎膈、吐逆、反胃、疟疾等病症。白豆蔻有与砂仁相似的化湿行气、温中止呕的功用。

◎药用价值 白豆蔻能促进胃液分泌，增进胃肠蠕动，制止肠内异常发酵，祛除胃肠积气，故有良好的芳香健胃作用。临床上用于治疗急性胃炎，有腹部满闷、恶心呕吐、腹痛症状，常配藿香、陈皮、生姜等健胃祛湿。在温病初起时，头重胸闷、体倦、小便短赤、大便溏泄、舌苔白腻，可用白蔻仁加薏苡仁、杏仁、厚朴、通草等祛湿清热。

◎选购保存 选购白豆蔻时，应以果仁饱满、果皮薄而完整、气味浓厚者为佳。白豆蔻应置阴凉干燥处保存。

使用须知 阴虚血燥而无寒湿者忌服。白豆蔻气味苦香，味辛凉、微苦，烹调中可去异味，增辛香，常用于火锅调料等。白豆蔻忌见火。可粉碎但不可炒用，否则将失去或减弱其特有的芳香美味。

利水渗湿药

凡能通利水道，渗湿利水，以治疗水湿内停为主要作用的药物，均称为利水渗湿药。本类药味多甘淡，性寒凉或平，多入膀胱、脾及小肠经，具有利水消肿、利尿通淋等作用，主要用于小便不利、水肿、泄泻、痰饮、淋证、黄疸、湿疮、带下等水湿所致的各种病症。利水渗湿药具有利尿、利胆保肝、调节免疫功能、降低血脂、抗病原体、抗肿瘤药理作用，临床上常用来治疗急、慢性肾炎，肾结石，尿路感染，膀胱炎，肝炎，肝硬化腹水，妊娠水肿等病。此外，气行则水行，气滞则水停，所以利水渗湿药与行气药配伍，可提高疗效。本类药物渗利，易耗伤津液，因此阴虚津亏者应慎用。

【利水消肿药】

泽泻

◎泽泻（根茎）是传统的中药之一，具有利水、渗湿、泄热的功效。

● **别名**
水泻、芒芋、鹄泻、泽芝、及泻

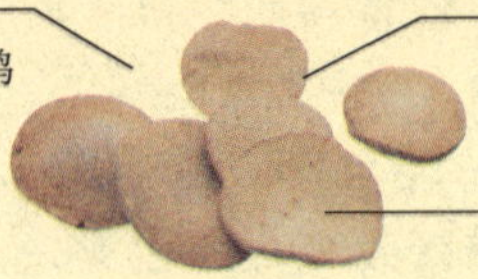

● **性味**
性寒，味甘。

● **归经**
归肾、膀胱经。

◎疗效特征 常用来治疗小便不利、水肿胀满、呕吐、泻痢、痰饮、脚气、淋病、尿血等症，临床上常用来治疗慢性肾小球肾炎引起的水肿、肝硬化腹水、脂肪肝等症。

◎药用价值 泽泻有较好的利尿作用，不同的炮炙方法，其利尿效果亦不同。生泽泻，酒炙、麸炙泽泻均有一定的利尿作用，而盐泽泻则无此作用。但在五苓散中，无论用生泽泻或盐泽泻，均表现有利尿作用。泽泻对高脂血症、脂肪肝有较好的治疗作用，并能降低血压，降低血胆甾醇，能减轻动脉粥样硬化的发展。治湿热淋证，泽泻常与木通、车前子等药同用；对肾阴不足，相火偏亢之遗精、潮热，则与熟地黄、山茱萸、牡丹皮同用，如六味地黄丸。泽泻、苍术水煎，加蜂蜜调制成膏，口服，治疗复发性丹毒有效。口服泽泻片（每片相当于生药2.5～2.8克），治疗高脂血症，会有明显好转。泽泻、白术水煎服，治疗内耳眩晕病有效。

◎选购保存 以个大、质坚、色黄白、粉性足者为佳。置干燥处，防蛀。

使用须知 内服：煎汤，一次用量为3～12克；或入丸、散。肾虚精滑者忌服。泽泻具有肝毒性、肾毒性，服用不当，能让肝脏、肾脏出现肿胀以及其他中毒症状。

【利水消肿药】

茯苓

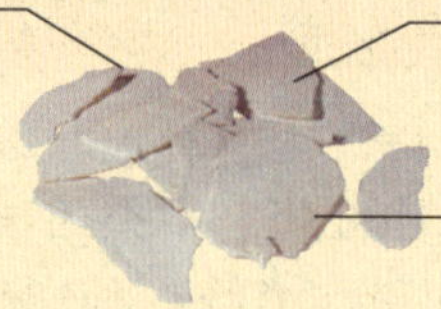

● 别名
茯菟、茯灵、伏菟、松薯、松苓

● 性味
性平，味甘、淡。

● 归经
归心、肺、脾、肾经。

◎古人称茯苓为“四时神药”，具有利水渗湿、健脾补中、宁心安神的功效。

◎疗效特征 主治小便不利、水肿胀满、痰饮咳嗽、食少脘闷、呕吐、泄泻、心悸不安、失眠健忘、遗精白浊等病症。

◎药用价值 临床上，茯苓主要用于健脾和治疗水肿、痰饮。本品有利尿的作用，但不及木通、猪苓，其乙醇提取物体外能杀死钩端螺旋体。此外，茯苓还能降低胃酸，对治疗胃酸过多症以及消化性溃疡有一定的效果。中医认为，茯苓有补性，能健脾补中，可能与其所含有的营养物质的作用有关。茯苓还可用于镇静安神，但作用不及茯神。

◎选购保存 以体重坚实、外皮呈褐色而略带光泽、皱纹深、断面白色细腻、粘牙力强者为佳。置于通风干燥处，防潮。

使用须知 内服：茯苓可煎汤，一次用量为9～15克；或入丸、散。苓桂术甘汤、四君子汤、四苓汤等均是有茯苓配伍的常用方剂。阴虚而无湿热、虚寒精滑或气虚下陷者忌服。

【利尿通淋药】

车前子

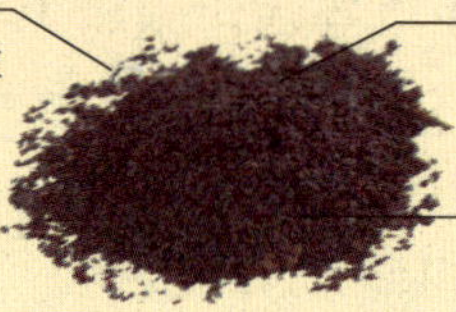

● 别名
车前实、虾蟆衣子、猪耳朵穗子、凤眼前仁

● 性味
性寒，味甘。

● 归经
归肾、膀胱、肝、肾经。

◎车前子又名车轮菜，多年生草本，具有清热利尿、渗湿止泻、明目、祛痰的功效。

◎疗效特征 车前子主要用于治疗小便不利、淋浊带下、血淋尿血、水肿膨胀、黄疸、暑湿泻痢、目赤障翳、痰热咳嗽等常见病症。对于慢性气管炎，急、慢性细菌性痢疾有一定的辅助治疗作用。

◎药用价值 车前子用于湿热下注、小便淋漓、涩痛等症，常与木通、滑石等配伍应用。车前子对于水肿、小便不利等症，也具有显著功效，为临床所常用，如肾虚水肿，可配熟地、肉桂、附子、牛膝等同用。治湿热泄泻，症情轻者，可以单味使用。用于目赤肿痛或眼目昏花，如肝火上炎所致的目赤肿痛者，可与菊花、决明子等同用。

使用须知 内服：车前子可煎汤，一次用量为4.5～9克；或入丸、散。亦可外用：煎水洗或研末撒。车前子性寒，凡内伤劳倦、阳气下陷、肾虚精滑及内无湿热者慎服。

【利尿通淋药】

通草

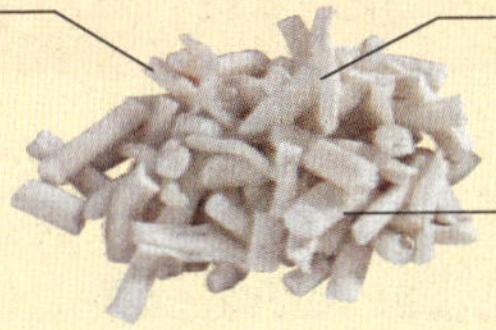

● **别名**
大通塔

● **性味**
性凉，味甘、淡。

● **归经**
归肺、胃经。

◎通草入药历史悠久，是一种临床常用中药，具有通利小便、下乳汁的功效，是治疗产妇乳少的常用药。

◎疗效特征 主要治疗淋症涩痛、小便不利、水肿、黄疸、湿温病、小便短赤、产后乳少、经闭、带下等病症。

◎药用价值 通草含有脂肪、蛋白质、多糖等，具有一定的抗氧化以及抗炎解热的作用，还有利尿、改善微循环、增强机体抗病能力等功效。临床应用于产妇乳少，为下乳的常用药，常配王不留行和穿山甲，如下乳方。还用于治疗湿温证，有烦渴、小便不利，配滑石、生地、淡竹叶等。

◎选购保存 选购通草时，应以色洁白、心空、有弹性者为佳。通草应置于干燥处保存，防潮。

使用须知 内服：通草可煎汤，一次用量为3～6克；或入丸、散。亦可外用：研末绵裹塞鼻。通草与鲫鱼或猪脚一起煲汤，下奶佳。气阴两虚，内无湿热者及孕妇慎服。

【利尿通淋药】

海金沙

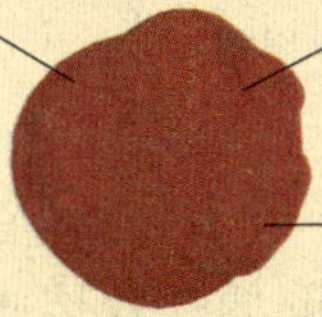

● **别名**
铁线藤、左转藤

● **性味**
性寒，味甘、淡。

● **归经**
归膀胱、小肠经。

◎海金沙为某著名凉茶饮料的主要原料，具有清热解毒、利水通淋的功效。

◎疗效特征 治疗尿路感染、尿路结石、血尿、蛋白尿、白带、肝炎、肾炎水肿、咽喉肿痛、痄腮、肠炎、痢疾、皮肤湿疹、带状疱疹等病症。

◎药用价值 海金沙有抗菌、利尿作用，用于热淋、石淋、血淋、膏淋等症见尿热、尿道疼痛者。海金沙还用于上呼吸道感染、流行性腮腺炎、尿路感染等，也可用于脾湿太过、通身肿满之症。海金沙的藤茎亦入药，称海金沙藤，其性味和功能与海金沙基本相同，但清热作用较强，通淋功能稍弱。

◎选购保存 选购以干燥、黄棕色、质轻光滑、能浮于水、无泥沙杂质、引燃时爆响者为佳。置于通风处保存。

使用须知 海金沙可煎汤内服，一次用量为6～20克。小便不利及诸淋，阴虚及肾炎虚者、脾胃虚寒者均不宜服用海金沙。用鲜海金沙茎叶、鲜犁头草各等份，捣烂外敷，可治疗乳腺炎。

温里药

凡以温里散寒，治疗里寒证为主的药物，均称为温里药。本类药多味辛，性温热，主入脾、胃、肾、心经，兼入肝、肺经，能温里散寒、温经止痛、补火助阳，兼能化痰、杀虫、止呃，主要用于脘腹冷痛、呕吐泄泻、胸痹疼痛、冷汗自出、四肢厥逆、脉微欲绝等里寒证。现代临床上常用其来治疗急、慢性胃肠炎，胃及十二指肠溃疡，胃扩张，胃下垂，慢性肠炎以及心肌梗死、心律失常、心力衰竭等心源性休克。里寒兼有表证者，应配伍解表药同用；寒凝经脉、气滞血瘀者，需配行气活血药同用；寒湿内阻者，需配温燥祛湿药同用；脾肾阳虚者，配温补脾肾药；亡阳气脱者，需配人参等大补元气药。

附子

● **别名**
附片、黑顺片、盐附子、明附片、淡附片

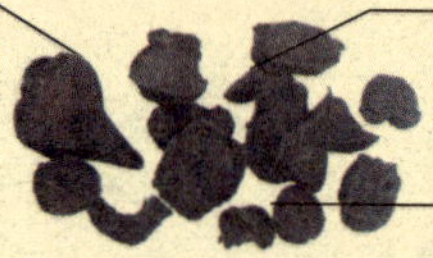

● **性味**
性热，味辛、甘，有毒。

● **归经**
归心、肾、脾经。

◎附子具有回阳救逆、补火助阳、散寒除湿的功效，被誉为“回阳救逆第一品”。

◎疗效特征 可治阴盛格阳、大汗亡阳、吐痢厥逆、心腹冷痛、脾泄冷痢、脚气水肿、小儿慢惊、风寒湿痹、拘挛、阳痿、宫冷、阴疽疮漏及一切沉寒痼冷之疾。

◎药用价值 附子有明显的强心作用，煎煮时间愈长强心作用愈显著，毒性也因此而降低；有抗心肌缺血、缺氧作用；对垂体肾上腺皮质系统有兴奋作用；对寒湿性关节炎有明显消炎作用，并具有镇痛、镇静、促凝血作用。其次，附子能增强心收缩力，在休克、心功能不全时，通过附子的强心作用，能改善全身循环功能，从而救治心血管功能不全者。此外，附子所含的乌头碱分解产物有一定的镇痛作用，对寒湿型关节炎有明显的消炎镇痛作用。此外，附子还有兴奋垂体一肾上腺皮质系统作用，能显著减少末梢血液中嗜酸性粒细胞数。

◎选购保存 盐附子以个大、坚实、表面起盐霜者为佳；黑顺片以片均匀，表面油润光泽者为佳。宜放在干燥密闭容器中保存。

使用须知 内服：煎汤，每次用量3～15克，或入丸，散。回阳救逆可用18~30克，亦有大剂量用至30克以上者。外用：研末调敷。阴虚及热证忌用。附子忌与瓜蒌、贝母、白及、半夏、白蔹等同用。

干姜

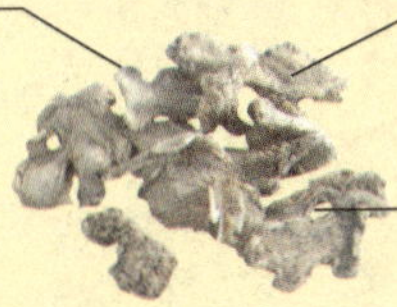

● **别名**

白姜、均姜、干生姜

● **性味**

性热，味辛。

● **归经**

归脾、胃、肺经。

◎《神农本草经》将干姜列为中品，其具有温中逐寒、回阳通脉、温肺化饮的功效。

◎疗效特征 可用来治疗心腹冷痛、吐泻、形寒背冷、肢冷脉微、寒饮喘咳、风寒湿痹、阳虚、吐衄、下血，可与人参、五味子等配伍。

◎药用价值 干姜含有挥发油、姜辣素，具有抗血小板聚集、升压、降血脂、抗炎、保护胃黏膜、抗溃疡和利胆保肝等多方面的药理作用。干姜还具有抗病原体、抗衰老、镇咳、止呕、解毒、防晕、抗肿瘤和增强免疫等作用。淡干姜是由原药泡淡后切片、晒干而成，气味没有那么峻热，散寒力稍弱些，但长于止呕、行气。

◎选购保存 以质坚实，外皮灰黄色、内灰白色、断面粉性足、少筋脉者为佳。置阴凉干燥处，防蛀。

使用须知 内服：可煮粥，煎汤等，一次用量3～6克。阴虚内热、血热妄行者忌服。本品对胃有刺激作用，故入补剂时常需配甘草、大枣。干姜与生姜相比较，干姜善于温中散寒，生姜长于发汗而散外寒。

肉桂

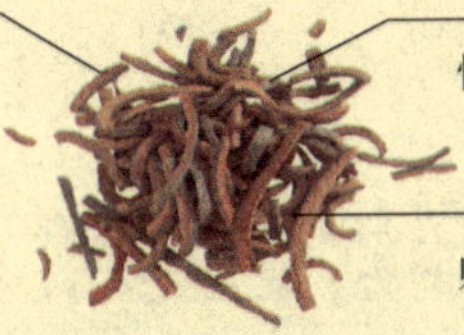

● **别名**

牡桂、紫桂、大桂、辣桂、桂皮、玉桂

● **性味**

性热，味辛、甘。

● **归经**

归肾、脾、心、肝经。

◎肉桂是武夷岩茶当家品种后起新秀之一，具有补火助阳、引火归原、散寒止痛、活血通经之功效。

◎疗效特征 治命门火衰、肢冷脉微、亡阳虚脱、腹痛泄泻、寒疝奔豕、腰膝冷痛、经闭症瘕、阴疽流注及虚阳浮越、上热下寒等病症。

◎药用价值 肉桂具有镇静、镇痛、解热作用，可减少烟碱引起的强直性惊厥及死亡的发生率。其次，肉桂有较好的降血压作用，与雄黄、槟榔及阿魏同用有一定的预防血吸虫病的作用。桂皮油有强大的杀菌作用，对革兰氏染色阳性菌的效果比阴性者好，但因有刺激性，很少用作抗菌药物。

◎选购保存 以未破碎、体重、外皮细、肉厚、断面色紫、油性大、香气浓厚、味甜辣的为佳。置阴凉干燥处，密闭保存。

使用须知 内服：煎汤，一次用量1.5～4.5克；或入丸、散。外用：研末调敷或浸酒涂擦。外敷可治疗胃痛和胃肠胀气、绞痛等；内服可作健胃和祛风剂。阴虚火旺者忌服，孕妇慎服。

吴茱萸

● 别名
吴萸、左力

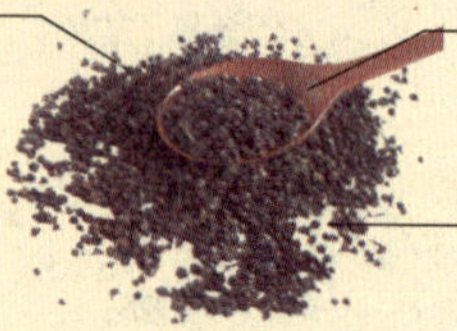

● 性味
性温，味辛、苦。

● 归经
归肝、脾、胃、肾经。

◎吴茱萸及其变种接近成熟的果实为常用中药。具有散寒止痛、降逆止呕、助阳止泻、理气燥湿的功效。

◎疗效特征 治呕逆吞酸、厥阴头痛、脏寒吐泻、脘腹胀痛、经行腹痛、五更泄泻、高血压、脚气、疝气、口疮溃疡、齿痛、湿疹、黄水疮。

◎药用价值 外用以吴茱萸炒盐热敷腹部，可治腹部气胀；以吴茱萸末醋调敷足心，可治小儿口舌生疮而致的口角流涎。以上做法都有一定的疗效。吴茱萸醇提取物有驱蛔作用，吴茱萸煎剂对霍乱弧菌有较强抑制效力，对絮状表皮癣菌、奥杜盎氏小芽孢癣菌等11种皮肤真菌有不同程度的抑制作用。大量吴茱萸对中枢有兴奋作用，并可引起视力障碍、错觉等。吴茱萸还有镇痛、镇静、催眠、抗惊厥的作用。

◎选购保存 选购以色绿、饱满者为佳；置于通风干燥处保存。

使用须知 内服：煎汤，一次用量1.5～6.0克；或入丸、散。外用：研末调敷或煎水洗。阴虚火旺者忌服，孕妇慎用。吴茱萸与干姜，均有温中散寒功效，治疗寒郁中焦，脘腹冷痛等症，二药常相须为用。

丁香

● 别名
丁子香、支解香、雄丁香、公丁香

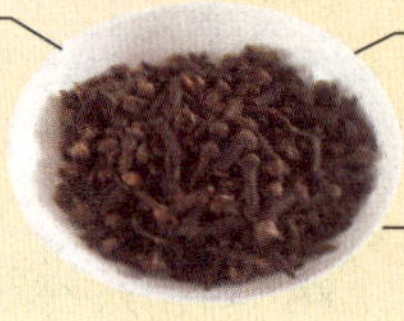

● 性味
性温，味辛。

● 归经
归胃、肾经。

◎丁香为芳香健胃剂，可缓解腹部气胀，增强消化能力，减轻恶心呕吐症状。

◎疗效特征 常用来治疗呃逆、呕吐、反胃、泻痢、心腹冷痛、痃癖、疝气、癣疾。并可配伍其他药治疗消化不良、急性胃肠炎而有腹痛、冷厥、反胃、吐泻等。

◎药用价值 丁香能健胃祛风，促进胃液分泌，刺激胃肠蠕动，增进食欲，还能有效地控制葡萄球菌、痢疾杆菌和其他细菌的生长，起到消毒的作用。此外，丁香对多种皮肤癣菌有较强的抑制作用，外用丁香煎液涂擦患部，可治头癣、体癣、股癣、手癣等，有一定的疗效。

◎选购保存 以个大、粗壮、鲜紫棕色、香气强烈、油多者为佳；置阴凉干燥处。

使用须知 内服：丁香可煎汤，一次用量为1～3克；或入丸、散。亦可外用：研末调敷。胃热引起的呃逆或兼有口渴、口苦、口干者不宜食用，热病及阴虚内热者忌服。

理气药

凡以疏理气机为主要作用，治疗气滞或气逆证为主的药物，均称为理气药，又名行气药。理气药味多辛苦芳香，性多温，主归脾、胃、肝、肺经，善于行散或泄降，主能调气健脾、疏肝解郁、理气宽胸、行气止痛、破血散结，兼能消积、燥湿。主治气滞腹胀、乳房胀痛、抑郁不乐、疝气疼痛、胁肋疼痛、月经不调以及食积腹胀等症。若脾胃气滞伴有食积者，常配消食药（如山楂、神曲、莱菔子等）同用；兼脾胃虚弱者，常配补气健脾药（如白术、黄芪等）同用；兼有湿热者，配清热利湿药同用（如黄连、龙胆草等）；肝郁气滞伴肝血不足者，配养血药（如白芍、当归）同用。本类药多辛温香燥，易耗气伤阴，故气阴不足者慎用。

香附

别名 雀头香、莎草根、香附子、雷公头、香附米、猪通草茹、三棱草根

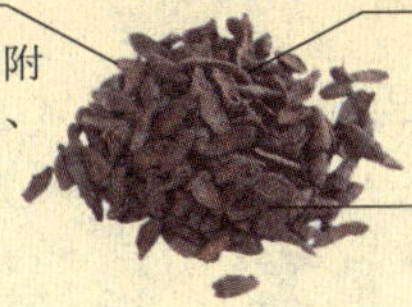

性味 性平，味辛、微苦甘。

归经 归肝、三焦经。

◎香附气香行散，可升可降，广泛应用于气郁所致的疼痛，尤其是妇科痛证和月经不调。

◎疗效特征 具有理气解郁、调经止痛的功效，主治肝郁气滞、胸胁痞满、脘腹胀痛、疝气疼痛、月经不调、经行腹痛、闭经、崩漏带下、胎动不安等病症。胁肋脘腹胀痛者，可与柴胡、郁金、延胡索、白芍等配伍，以疏肝理气止痛。肝气郁滞、月经推迟、经行乳房胀痛者，可与当归、川芎、熟地等配伍。

◎药用价值 香附能抑制子宫（已孕及未孕）的收缩，对子宫肌张力有弛缓作用，与当归流浸膏相似，但效力较弱。香附所含的油有微弱的雌激素作用。香附还有镇痛作用，其块根有抗菌作用，其提取物对某些真菌有抑制作用。临床上常用于治疗月经不调、痛经等妇科病症，对肝郁气滞、与神经精神因素有关的月经期疼痛更适宜；治气郁疼痛。如属肝郁所致的胁痛，可用香附配逍遥散。此外，伏暑湿温所致的胁痛，或咳或不咳，可配旋覆花等行气舒肝解郁。

◎选购保存 选购以个大、色棕褐、质坚实、香气浓者为佳。保存置阴凉干燥处，防蛀。

使用须知 内服：香附可煎汤，一次用量为6～15克，或入丸、散。亦可外用：研末撒、调敷或做饼热熨。凡气虚无滞、阴虚血热者忌服香附。配艾叶治寒凝气滞之经行腹痛。

陈皮

● **别名**
川橘

● **性味**
性温，味苦、辛。

● **归经**
归脾、胃、肺经。

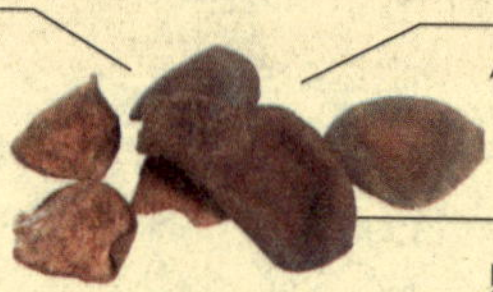

◎陈皮是一味常用中药，具有通气健脾、燥湿化痰、解腻留香、降逆止呕的功效。

◎疗效特征 主要用于治疗脾胃气滞之脘腹胀满或疼痛、消化不良，湿浊阻中之胸闷腹胀、纳呆便溏，痰湿壅肺之咳嗽气喘等病症。

◎药用价值 陈皮具有促进胃排空和抑制胃肠蠕动的作用，其所含的挥发油对胃肠道有温和的刺激作用，能促进正常胃液的分泌，有助于消化。陈皮还具有一定的利胆、排石作用。此外，还能兴奋心脏，增强心肌收缩力，扩张冠状动脉，升高血压，抗休克。陈皮挥发油能抗过敏，松弛气管平滑肌，对变应性哮喘有一定的疗效。

◎选购保存 选购时，应以完整、干燥的陈皮为宜。陈皮应置于通风干燥处保存，防潮。

使用须知 内服煎汤一次用量3～9克。气虚、阴虚燥咳者忌服，吐血症患者慎服，且不适合单味使用。橘皮能和中，可治胃失和降、恶心呕吐。若胃寒呕吐，可与生姜同用；胃热呕吐，又可配伍竹茹、黄连等药同用。

枳实

● **别名**
川枳实、江枳实

● **性味**
性寒，味苦。

● **归经**
归脾、胃、肝、心经。

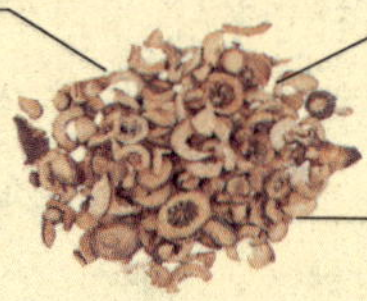

◎枳实为破气之药，常用于治疗胃肠食积，有破气散痞、泻痰消积的功效。

◎疗效特征 主要治疗胸腹胀满、胸痹、痞痛、痰癖、水肿、食积、便秘、胃下垂、子宫下垂、脱肛等病症。

◎药用价值 枳实能兴奋子宫，促进子宫收缩有力，增加紧张度，可有效治疗子宫脱垂。其次，枳实可以促进胃肠蠕动，可致显著升压。也有人建议将本品用于治疗心源性休克。再次，枳壳对结核杆菌H27Rv有抑制作用，可用来治疗肺结核病。此外，枳实还含有丰富的维生素C，并含相当量的维生素A、B族维生素，对维生素缺乏者大有益处。

◎选购保存 选购枳实时，应以个均匀、色绿、香气浓者为佳。枳实应保存于阴凉干燥处，防蛀、防霉。

使用须知 脾胃虚弱及孕妇慎服枳实。虚而久病，不可误服。大损真元，非邪实者，不可误用。枳壳的药理作用与枳实相同，但药力较缓，故体弱者可用枳壳。

木香

● 别名
云木香、广木香

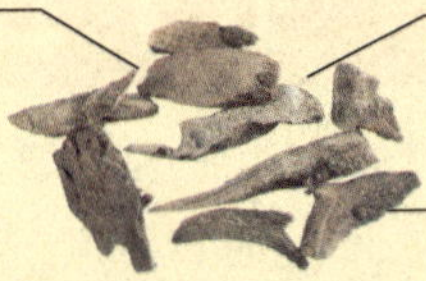

● 性味
性温，味辛、苦。

● 归经
归脾、胃、肝、大肠经。

◎木香是一种重要的中草药，具有健脾消食、行气导滞、止痛止泻的功效。

◎疗效特征 用于胸脘胀痛、泻痢后重、食积不消、不思饮食，尤其善行胃肠之气而止痛，兼有健脾消食之功，凡脾胃大肠气滞所致诸证均为常用之品。

◎药用价值 木香含有挥发油、木香醇，对平滑肌有舒张作用，还能降压、利尿，对副伤寒杆菌、痢疾杆菌、绿脓杆菌、肺炎球菌、链球菌及某些真菌有抑制的功效。其次，木香有祛风、行气止痛作用，还能促进肠蠕动，缓解胃肠胀气所致的腹痛。此外，木香还有一定的燥湿作用。

◎选购保存 以身干、质坚实、香气浓、油多者为佳。装于袋内或箱内，置阴凉、干燥、通风处，防潮、防霉变、防虫蛀。

使用须知 内服：木香可煎汤，一次用量1.5～6.0克；散丸剂分量减半。内有燥热者不宜用木香，阴虚血热者一般忌用。木香入补剂时，宜最后煎服（即后下）。

佛手

● 别名
五指柑、佛手柑、佛手片、蜜萝柑、福寿柑、手橘

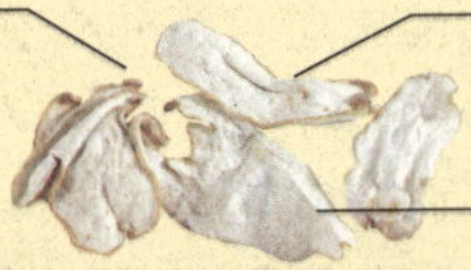

● 性味
性温，味辛。

● 归经
归肝、脾、胃经。

◎佛手具有珍贵的药用价值、经济价值，芳香行散，具有疏肝理气、和中止痛、化痰止咳的功效。

◎疗效特征 主要用于治疗肝郁气滞、胸闷胁痛、肝胃不和、脘痛胀痛、嗳气呕吐、泻痢后重、咳嗽痰多等常见病症。

◎药用价值 佛手有理气化痰、止咳消胀、舒肝健脾、和胃等多种药用功能，用于胸闷气滞、胃脘疼痛、呕吐、食欲不振等症。本品功近香橼，清香之气尤胜，有和中理气、醒脾开胃的功效，对于胸闷气滞、胃脘疼痛、食欲不振或呕吐等症，可配合木香、青皮等药同用。据《归经》等载，佛手还可治疗肿瘤病，在女性白带病及醒酒的药剂中，佛手是其中的主要原料。

◎选购保存 以质硬而脆、干燥者为佳。置阴凉干燥处，防霉、防蛀。

使用须知 佛手常用于内服，一次用量一般为6～9克，大剂量可用至30克。佛手性温，阴虚血燥、气无瘀滞者慎服佛手，孕妇忌用。佛手的果实还能提炼佛手柑精油，是良好的美容护肤品。

消食药

凡以消食化积、除腹胀为主要功效，治疗体内饮食积滞症的药物，均称为消食药。消食药，味多甘、平，少数偏温，主归脾、胃经，功能消化食积，增进食欲，主要用治饮食不消、宿食停留所致之脘腹胀闷、不思饮食、嗳腐吞酸、恶心呕吐、大便失常，以及脾胃虚弱、纳谷不佳、消化不良等症，现代常用于慢性胃炎、胃及十二指肠溃疡、消化不良等症。用于饮食停滞、腹胀痛者，常配伍理气药同用；食积兼脾胃虚寒者，配温里药同用；兼有湿浊中阻者，配化湿药同用。本品药作用较缓和，但仍有耗伤正气之弊，所以气虚无积滞者慎用。

神曲

● **别名**
六神曲

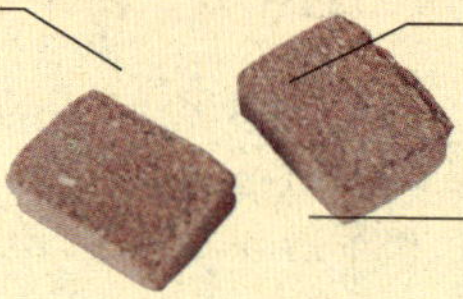

● **性味**
性温，味甘、辛。

● **归经**
归脾、胃经。

◎“神曲”是汉代名医刘义研制出的一种医治消化不良的名药，具有健脾和胃、消食调中的功效。

◎疗效特征 主治饮食停滞、胸痞腹胀、呕吐泻痢、产后瘀血腹痛、小儿腹大、食积等病症，亦可用于健脾，治脾虚泄泻。治疗食积不化、胸闷脘痞、食欲不振者，可与麦芽、山楂、莱菔子等同用；若脾胃虚弱、食滞中阻、而脘痞食少者，可与党参、白术、麦芽等配伍；若积滞日久不化，见脘腹攻痛胀满者，可与木香、厚朴、三棱等同用；若暑湿秽浊兼夹食滞者，可与藿香、佩兰、苍术、厚朴等配伍，以化湿消食。

◎药用价值 神曲为一种酵母制剂，含有酵母菌，其成分有挥发油、苷类、脂肪油及B族维生素等。常借其发酵作用以促进消化机能，如所含的淀粉酶可帮助消化谷类食物，可视为一种酶性助消化药，有健胃的作用。用于健胃，治消化不良，属于寒滞者更适宜。治脾虚泄泻，消化不良，可配白术、陈皮、砂仁等。用于解表，治感冒而表现有伤食腹泻者，可见于胃肠型流行性感冒，配解表药。

◎选购保存 选购神曲时，应以陈久、无虫蛀者为佳。神曲应置通风干燥处，防潮，防蛀。

使用须知 内服：煎汤，一次用量为6～12克；或研末入丸、散。本品不适用于口干、舌少津或有手足心热、食欲不振、脘腹作胀、大便干结者服用。哺乳期妇女也应慎用。还因其能堕胎，故孕妇应忌食。

莱菔子

● **别名**
萝卜子、萝白子、菜头子

◎莱菔子为十字花科植物萝卜的成熟种子，具有消食除胀、降气化痰的功效，有“冲墙倒壁”之称。

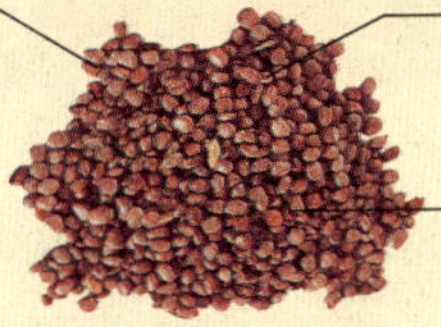

● **性味**
性平，味辛、甘。

● **归经**
归肺、脾、胃经。

◎疗效特征 用于饮食停滞、脘腹胀痛、大便秘结、积滞泻痢、痰壅喘咳。现代医学研究证明，莱菔子还有抗菌、祛痰、镇咳、平喘、改善排尿功能及降低胆固醇、防止动脉硬化等作用。

◎药用价值 莱菔子的提取液有缓和而持续的降压作用，且效果稳定，重复性强，亦无明显毒副作用；莱菔素能显著抑制葡萄球菌和大肠杆菌。莱菔子于体外能中和破伤风毒素与白喉毒素。

◎选购保存 选购莱菔子时，以粗大、饱满、油性大者为佳。应置通风干燥处保存，防蛀。

使用须知 莱菔子适合饮食停滞，脘腹胀痛，大便秘结，积滞泻痢，痰壅喘咳的患者食用。但因莱菔子辛散耗气，故气虚及无食积、痰滞者慎用。此外，莱菔子不宜与人参同用。

麦芽

● **别名**
大麦蘖、麦蘖、大麦毛、大麦芽

◎麦芽是疏肝醒脾、退乳的常用药，具有疏肝醒胃、消食除满、和中下气的功效。

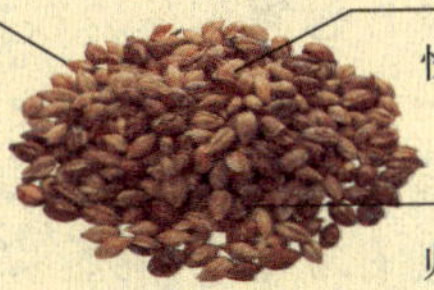

● **性味**
性微温，味甘。

● **归经**
归脾、胃经。

◎疗效特征 主治食积不消、脘腹胀满、食欲不振、呕吐泄泻、乳胀不消。

◎药用价值 麦芽对胃蛋白酶的分泌似有轻度的促进作用，对增加胃酸的分泌亦有轻度的作用。临床上用于健胃，治一般的消化不良，对米、面食和果积有化积开胃的作用。可视其为助消化的滋养药，常配神曲、白术、陈皮。临床观察，于产后回乳或哺乳妇女在婴儿断乳时，因乳汁滞留、乳房胀痛，可用本品退乳，前人认为这与散血行气有关，但此时麦芽用量宜大。此外，服补药而防其致胃胀满时，可酌加麦芽助消化。

◎选购保存 以色黄、粒大、饱满、芽完整者为佳。置通风干燥处。

使用须知 生麦芽的醒胃作用较好，食欲不振者可用之；炒麦芽性较温和，食物吸收不良、大便稀烂者用之较好。久食消肾，不可多食。炒麦芽服用过多时会影响乳汁分泌，哺乳期的妇女慎用。

止血药

凡抑制体内外出血，治疗各种出血病症为主的药物，均称为止血药。本类药药性有寒、温、敛、散之异，功效有凉血止血、温经止血、化瘀止血、收敛止血之别，可随证应用于咯血、吐血、便血、尿血、鼻出血、崩漏、紫癜以及外伤出血等各种出血症。使用这类药时，应分清病症的寒、热、虚、实：寒者，应配伍温阳散寒药；热者，应配伍清热药；虚者，应配伍补益药。此外，“止血不留瘀”，使用这类药时，须注意有无瘀血，若瘀血未尽，应酌情加活血化瘀药。

【化瘀止血药】

三七

● 别名
金不换、血参、参三七、田三七、田漆、田七

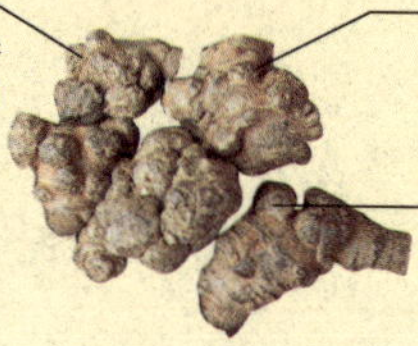

● 性味
性温，味甘、微苦。

● 归经
归肝、胃经。

◎三七又名田七，明代著名的药学家李时珍称其为“金不换”，具有止血、散瘀、消肿、止痛的功效。

◎疗效特征 主要用于治疗吐血、咯血、鼻出血、便血、血痢、崩漏症瘕、产后血晕、恶露不下、跌扑瘀血、外伤出血、痈肿疼痛等病症。

◎药用价值 三七具有良好的止血功效，能明显缩短出血和凝血时间，临床上用其治疗各种出血证。其次，三七具有活血化瘀、去瘀生新的独特疗效，在明显扩张血管、减低冠脉阻力、增加冠脉流量、加强和改善冠脉微循环、增加营养性心肌血流量的同时，还能够降低血压，使心脏工作量减低，明显减少心肌的耗氧量，可用于治疗心肌缺血、心绞痛及休克。三七地上部分对中枢神经有抑制作用，表现为镇静、安定与改善睡眠等功用。三七地下部分能兴奋中枢神经，提高脑力和体力。三七的各部分均可增强学习和记忆的能力，还具有明显的镇痛作用。三七有较强的抗炎功效，临床应用三七治疗开放性骨折，消肿止痛效果甚佳。此外，三七中含有三七皂苷、β-榄香烯、微量元素硒等抗癌活性物质，能增强机体免疫功能，对治疗癌症有一定的辅助作用。

◎选购保存 以个大坚实、体重皮细、断面棕黑色、无裂痕者为佳。置阴凉干燥处，防蛀。

使用须知 内服：三七可煎汤，一次用量5～15克；研末，一次用量1.5～3.0克。外用：磨汁涂、研末撒或调敷。气血亏虚所致的痛经、月经失调不宜选用，孕妇忌服。

【凉血止血药】

槐花

● 别名
槐蕊、白槐、豆槐、护房树、金药树、细叶槐

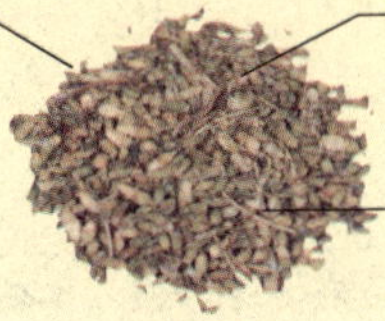

● 性味
性微寒，味苦。

● 归经
归肝、大肠经。

◎槐花具有凉血止血、清肝泻火的功效。生槐花苦寒之性较强，长于清肝泻火，清热凉血。

◎疗效特征　治疗血热妄行、肝热目赤、头痛眩晕、疮毒肿痛等病症。

◎药用价值　临床治疗银屑病，取槐花炒黄研成细粉，每次6克，每日2次，饭后用温开水送服。亦可将槐花制成蜜丸内服。治疗颈淋巴结核，取槐米2份，糯米1份，炒黄研末，每天早晨空腹服2匙，服药期间禁止服糖。槐花水浸剂能够明显缩短出血和凝血时间，制炭后促进凝血作用更强；其煎液有减少心肌耗氧量，保护心功能的作用。另对堇色毛癣菌、许兰氏黄癣菌、星状奴卡菌等皮肤真菌有不同程度的抑制作用。

◎选购保存　干燥后的槐花体轻，无臭，味微苦，在储藏时要注意置干燥处，防潮，防蛀。

使用须知　煎服，内服一次用量为10～15克，外用适量。止血多炒炭用，清热泻火宜生用。脾胃虚寒及阴虚发热而无实火者慎用。由于槐花比较甜，糖尿病人最好不要多吃。

【凉血止血药】

白茅根

● 别名
茅根、茹根、地菅、地筋、兼杜、白花茅根、丝毛草根

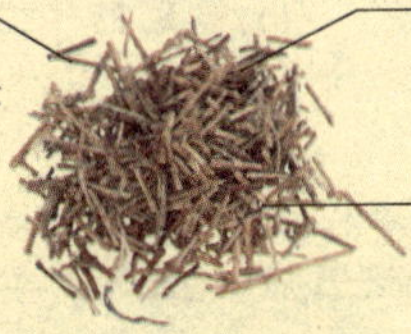

● 性味
性寒，味甘。

● 归经
归肺、胃、小肠经。

◎白茅根性缓入血，降而有升，具有凉血止血、清热生津、利尿通淋的功效，还可治脚气。

◎疗效特征　主治血热吐血、衄血咯血、尿血、崩漏、紫癜、热病烦渴、胃热呕逆、肺热喘咳、小便淋沥涩痛、水肿、黄疸。

◎药用价值　白茅根粉能明显缩短兔血浆的复钙时间。但白茅根含钙较多，可能干扰实验结果。白茅根粉撒于犬或兔的股动脉出血处，压迫1～2分钟，有止血作用。主治血热动血所致之吐血、衄血、尿血等多种出血，并能降低血管的通透性，治热病的津伤口渴，也可治疗消渴病。此外，白茅根煎剂在试管内对福氏及宋内氏痢疾杆菌有明显的抑制作用。

◎选购保存　选购白茅根时，应以粗肥、色白、无须根、味甜者为佳。白茅根应置于通风干燥处保存。

使用须知　脾胃虚寒、溲多不渴者忌服。用白茅根煮猪肉，或以茅根、赤小豆共煎汤，对治疗黄疸有一定的作用。白茅根忌犯铁器。切制白茅根忌用水浸泡，以免钾盐丢失。

【收敛止血药】

藕节

● 别名
光藕节、藕节疤

● 性味
性平，味甘、涩。

● 归经
归肝、肺、胃经。

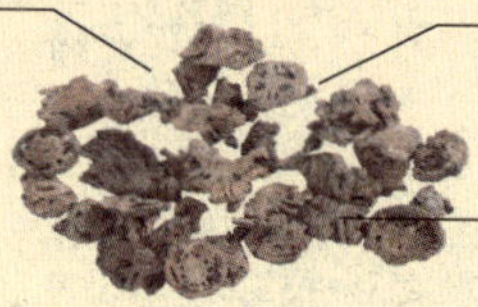

◎藕节既能收敛止血，又能散瘀血，具有止血不留瘀之特点，唯药力较缓，常作辅助止血药用。

◎疗效特征 适用于各种出血症状，可治咯血、吐血、衄血（鼻出血）、尿血、便血、血痢、血崩（崩漏）等。

◎药用价值 藕节具有缩短出血和凝血时间等药理作用，适用于各种出血症状，对吐血、咯血的疗效尤其显著，但力较单薄，要配其他止血药和清热凉血药，如治肺热咳血，配茜草炭、生地、阿胶、川贝、杏仁等，方如肺热咳血方。至于慢性失血性疾病，可在滋养强壮药中，加入藕节、仙鹤草等，以加强止血作用。

◎选购保存 以节部黑褐色、两头白色、干燥、无须根及泥土者为佳。置干燥处、防潮、防蛀。

使用须知 经过大火翻炒至表面呈炭黑色的藕节炭，能增强收敛止血的效果。肥胖者宜少食，产妇不宜过早食用。一般产后1～2周吃可以逐瘀。

【温经止血药】

艾叶

● 别名
大艾叶、杜艾叶、萎蒿

● 性味
性温，味苦、辛。

● 归经
归肝、脾、肾经。

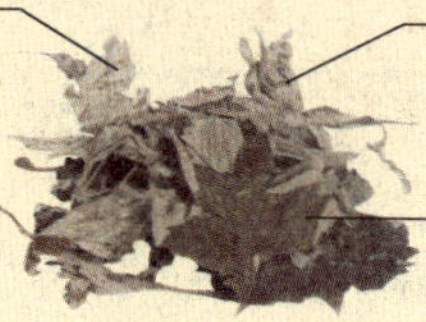

◎艾叶是一种妇科良药，具有理气血、逐寒湿、温经止痛、止血、安胎的功效。

◎疗效特征 可用于治疗心腹冷痛、虚寒腹泻、久痢冷痢、胃寒呕吐、下血、月经不调、崩漏、寒湿带下、胎动不安、痈疡、疥癣等病症。

◎药用价值 艾叶具有止血作用，能缩短出血和凝血时间，不同炮制品的凝血时间不同。其次，艾叶可促进胃液分泌、增进食欲，但服用过多反会引起恶心、呕吐。再次，艾叶能止咳平喘祛痰，艾叶油可利胆、强心、镇静。该品捣烂如绒，制成艾卷、艾炷，可做灸法之用。

◎选购保存 选购艾叶时，应以叶面灰白色、绒毛多、香气浓郁者为佳。艾叶应置于通风干燥处保存。

使用须知 内服：煎汤，一次用量3～9克；入丸、散或捣汁。外用：捣绒做炷或制成艾条熏灸，捣敷、煎水熏洗或炒热温熨。艾叶和肉桂相比，艾叶可止血、调经、安胎，而肉桂能行血不能止血，能动胎不能安胎。

活血化瘀药

凡以通利血脉，促进血行，消散瘀血为主要功效，用于治疗瘀血病症的药物，均称为活血化瘀药。此类药性味多辛、苦、温，入心、肝经。主要治疗内科胸、腹、头痛，中风不遂，肢体麻木，跌扑损伤，疮痈肿痛，闭经，产后腹痛等症。活血化瘀药主要具有改善血流动力学、加强子宫收缩、镇痛、抗炎、抗菌、调节机体免疫功能的作用。临床食用本类药时，为提高活血化瘀之效，常配伍理气药同用。在治疗疾病时，须辨证论治，如寒凝血瘀者，配温里散寒药；热性血瘀者常配伍清热凉血药同用；痰瘀阻滞者，配化痰除湿药同用；风湿痹阻，经脉不通者，当与祛风湿药同用。但使用时应注意，本类药物易耗血动血，月经过多、出血无瘀者忌用；孕妇慎用或忌用。

川芎

别名 山鞠穷、雀脑芎、京芎、贯芎、抚芎、台芎

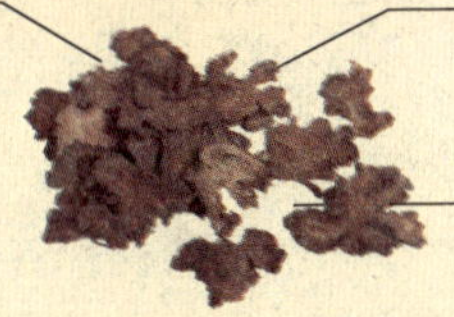

性味 性温，味辛。

归经 归肝、胆、心包经。

◎川芎具有行气开郁、活血止痛、祛风湿的功效，因其既活血又行气，被称为“血中之气药”。

◎疗效特征 川芎为治疗血瘀气滞的痛证之常用药，适用于各种瘀血阻滞之病症，尤为妇科调经要药。本品主治风冷头痛眩晕、难产、产后瘀阻腹痛、痈疽疮疡、月经不调、闭经痛经、症瘕、腹痛、胸胁刺痛、肿痛、风湿痹痛、肢体麻木等症。治月经不调、经闭、痛经，常配当归等药同用；治胸胁疼痛，可配柴胡、香附等同用；治风湿痹痛，可配羌活、独活等同用；治症瘕结块，可配三棱、莪术等同用；治疮疡肿痛、跌打损伤，可配乳香、没药等同用。

◎药用价值 川芎含有易挥发的油状生物碱、酚酸类化合物、川芎内脂，能扩张冠状动脉，降低心肌耗氧量，降低外周血管阻力，降低血压。其次，川芎能抑制体内及体外的血小板聚集，预防血栓形成，并能通过血脑屏障，故可用于治疗中枢神经系统及脑血管疾病。本品尚有加强子宫收缩的作用，且对大肠杆菌、绿脓杆菌有抑制作用，还可以解痉止痛，其水浸剂和水浸膏溶液有明显的降低血压的作用。

◎选购保存 选购川芎时，应以个大、质坚实、断面色黄白、油性大、气浓香的为主。川芎应置阴凉干燥处保存，防潮防蛀。

使用须知 内服：煎汤，一次用量3～10克；或入丸、散，外用：研末撒或调敷。月经过多、出血性疾病、阴虚火旺者，均不宜用川芎。上盛下虚、气弱之人忌服。

延胡索

● 别名
延胡、玄胡索、元胡索

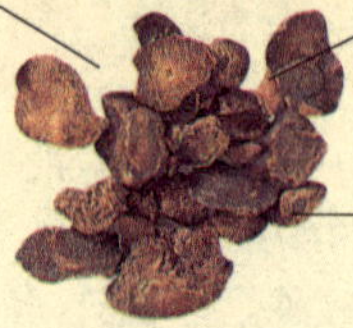

● 性味
性温，味辛、苦。

● 归经
归肝、心、胃经。

◎延胡索是中国传统药材，具有活血散瘀、行气止痛的功效，是临床上止痛的常用药。

◎疗效特征 主要用于治疗胸痹心痛，胁肋、脘腹诸痛，头痛，腰痛，疝气痛，筋骨痛，痛经，经闭，产后瘀腹痛，跌打损伤等病症。

◎药用价值 延胡素具有较强的镇静、镇痛作用，其所含的去氢延胡索甲素等成分能抑制胃酸分泌，对实验性胃溃疡有保护作用，本品所含的去氢延胡索甲素还能增加冠脉血流量及心肌营养血流量，防止心肌缺血，并有镇静催眠作用。此外，延胡索所含的乙素、丑素能使肌肉松弛，与前人所说的延胡索能治肢体拘挛的结论相符。

◎选购保存 以个大、饱满、质坚、色黄、内色黄亮者为佳，个小、色灰黄、中心有白色者质次。保存置干燥处，防蛀。

使用须知 内服：煎汤，每次用量4.5～9.0克；或入丸、散。用于虚证时，最好与补益气血药同用。本品虽可入煎剂，但粉剂和醇制浸膏效果较好。孕妇禁服；体虚者慎服，或与补益药同用。

五灵脂

● 别名
药本

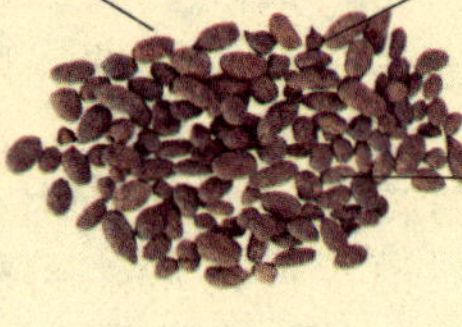

● 性味
性温，味苦、甘。

● 归经
归肝、脾经。

◎五灵脂生用可活血化瘀、调经止痛，常用来治疗心腹血气诸痛、妇女闭经、产后瘀血作痛。

◎疗效特征 五灵脂炒用可止血。临床上主要治疗瘀血所致的痛证（如痛经），月经过多，经色暗，有血块等妇科病，效果很好。

◎药用价值 五灵脂治疗月经不调、痛经而属于瘀血所致者，可配延胡索、益母草等，有散瘀、通经、止痛的作用。用于产后恶露不下、小腹痛，配蒲黄，方如失笑散，或在此基础上再配川芎、当归、延胡索。此外，五灵脂还可用来治疗疳积。

◎选购保存 灵脂块以块状、黑棕色、有光泽、油润而无杂质者佳；灵脂米以表面粗糙，外黑棕色，内黄绿色，体轻无杂质者佳，品质较灵脂块为差。置于阴凉干燥处保存。

使用须知 内服：煎汤，一次用量4.5～9.0克；或入丸、散。外用：研末调敷。血虚腹痛、血虚经闭、产妇失血过多、眩晕、心虚有火作痛、病属血虚无瘀滞者，忌服。

丹参

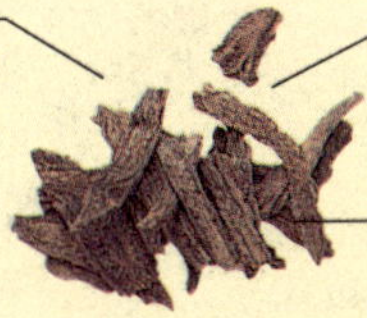

● 别名
紫丹参、山红萝卜、活血根、靠山红、大红袍

● 性味
性微温，味苦。

● 归经
归心、肝经。

◎丹参具有活血调经，祛瘀止痛，凉血消痈，清心除烦，养血安神的功效。

◎疗效特征 主要用于治疗心绞痛、月经不调、痛经、经闭、血崩带下、瘀血腹痛、骨节疼痛、惊悸不眠、恶疮肿毒等病症。

◎药用价值 丹参能扩张外周血管、降低血压，改善缺血再灌注损伤，对高血压、动脉硬化、冠心病、心肌炎均有一定的疗效。其次，丹参对葡萄球菌、大肠杆菌、变形杆菌有强力的抑菌作用，对伤寒杆菌、痢疾杆菌有一定的抑菌作用。再次，丹参对肝细胞的损伤有一定的保护作用，一定程度上可抗肝硬化、肝癌。此外，丹参通过它对细胞因子、抗体及免疫复合物、免疫细胞的作用，可发挥对免疫应答的内调节作用。

◎选购保存 以条粗、内紫黑色，有菊花状白点者为佳；置于干燥处保存。

使用须知 内服：煎汤一次用量9～15克；或入丸、散。外用：熬膏涂或煎水熏洗。出血不停的人慎用，服用后有不良反应者，减少用量。丹参与四物汤均能活血祛瘀，但四物汤在活血的同时有补血作用，丹参没有。

桃仁

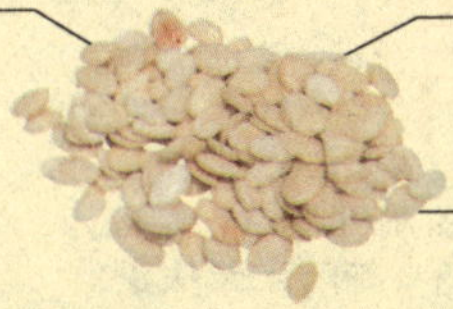

● 别名
桃核仁

● 性味
性平，味苦、甘。

● 归经
归心、肝、大肠经。

◎桃仁具有活血祛瘀、润肠通便、止咳平喘的功效，常与红花配伍使用。

◎疗效特征 主治闭经、症瘕、热病蓄血、风痹、疟疾、跌打损伤、瘀血肿痛、血燥便秘。

◎药用价值 桃仁可镇痛、消炎、解毒、通便。治血瘀经痛、闭经，宜化瘀与调经相结合，方如桃红四物汤；如气血虚弱较甚，用桃仁、红花配八珍汤；如气郁疼痛较明显，可在桃红四物汤基础上再加柴胡、牛膝、枳壳等。治跌打损伤而致的瘀血滞留作痛，一般配红花、当归、桑枝、赤芍等。治肠燥便秘，尤其适用跌打外伤后瘀热内积引起的便秘，或病后、伤后卧床多、活动少，影响到肠管蠕动减慢所致的便秘。

◎选购保存 以花片长、色鲜红、质柔软者为佳；置于干燥处保存。

使用须知 桃仁与杏仁均能治便秘，两者可同用，也可互相代用。孕妇忌服，血燥虚者慎之。桃仁与红花皆为活血祛瘀之药，作用均甚广泛，往往配合使用。

红花

别名
红蓝花、刺红花、草红花

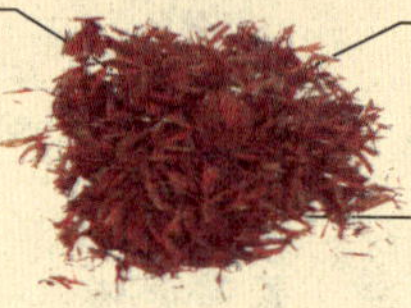

性味
性温，味辛。

归经
归心、肝经。

◎红花是一种重要中药材，具有活血通经、去瘀止痛的功效。

◎疗效特征 主治闭经、症瘕、难产、死胎、产后恶露不尽、瘀血作痛、痈肿、跌扑损伤。红花还用于眼科，主要为清热消炎，可治目赤红肿。

◎药用价值 红花具有兴奋子宫的作用，但作用弱于番红花煎剂。红花还具有降压、抑制心脏等作用，但较弱。冠心2号方（丹参、红花、赤芍、川芎、降香）水溶部分对犬在体冠状动脉及股动脉有扩张作用，所以临床上常用红花来防治心脑血管疾病，如高血压、冠心病、脑梗死等。红花油能兴奋某些平滑肌器官，如小肠、支气管等。

◎选购保存 选购时以色鲜红、油重、有光泽、有特殊香味者为佳。保存红花时，应将其放置于通风干燥处收藏，预防发霉、虫蛀。

使用须知 红花与桃仁均能祛瘀，但对于热证血瘀，常用桃仁；心腹瘀痛，红花效果较佳。孕妇忌服。因能刺激子宫收缩，月经过多、有出血倾向者不宜用。

益母草

别名
益母、坤草、益母艾、红花艾、月母草

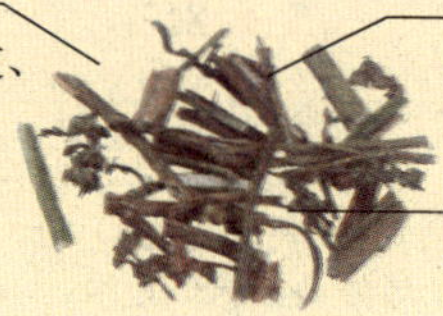

性味
性凉，味辛、苦。

归经
归心、肝、膀胱经。

◎益母草是一种常用中药材，为活血调经的妇科良药，可活血祛瘀、调经、利水。

◎疗效特征 主治月经不调、难产、胞衣不下、产后血晕、瘀血腹痛，及瘀血所致的崩中漏下、尿血、便血、痈肿疮疡。

◎药用价值 益母草对子宫有直接兴奋作用，与脑垂体后叶素相似，但作用较弱。益母草有降压作用，但持续时间较短，其降压作用不受切断迷走神经的影响，此外还有抗肾上腺素作用。据报道益母草碱能兴奋呼吸中枢，其所含生物碱能抑制蛙的中枢神经系统。花煎剂能提高大小肠的蠕动。益母草的水浸剂（1∶4）在试管内对皮肤真菌之生长有抑制作用。

◎选购保存 以质嫩、叶多、色灰绿的为佳。置干燥处保存。

使用须知 内服：煎汤，一次用量为3～18克；熬膏或入丸、散。外用：煎水洗或捣敷。阴虚血少者忌服，孕妇不宜用。皮肤暗沉的人可以选择用益母草与山楂一起泡水喝，效果也不错。

化痰止咳平喘药

凡以祛痰或消痰为主要作用的药物，均称为化痰药；抑制或减轻咳嗽和喘息的药物，称为止咳平喘要药，常统称为化痰止咳平喘药。这类药主要具有祛痰、镇咳、平喘、抑菌、抗病毒、消炎的作用，咳嗽每多夹痰，故化痰止咳平喘三者常同用。在治疗疾病时，要辨证应用：若有表证者，当配伍解表药同用，如风寒感冒，配麻黄、桂枝、防风等；风热感冒者，配菊花、桑叶等；若有里寒者，配干姜、吴茱萸、肉桂等温里散寒药同用；若虚劳咳嗽者常配五味子、冬虫夏草、蛤蚧等补虚敛肺药同用。此外，"脾为生痰之源"，故常配健脾燥湿药同用，如白术、莱菔子、白扁豆等。

【止咳平喘药】

枇杷叶

◎枇杷叶具有化痰止咳、和胃止呕的功效，为清解肺热和胃热的常用药。

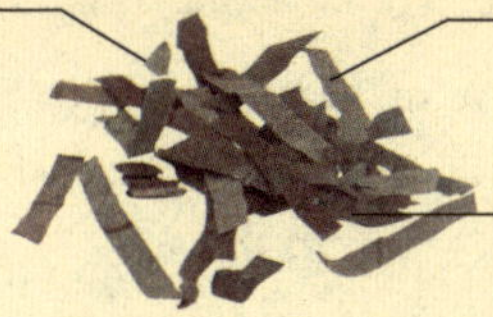

● 别名
巴叶

● 性味
性凉，味苦。

● 归经
归肺、胃经。

◎疗效特征 枇杷叶是常用止咳化痰药，具有清肺化痰、止咳、降逆止呕的作用，可用来治疗肺热咳嗽、咳吐黄痰以及各种呕吐呃逆症状。现代临床常用来治疗急性肺炎、支气管炎以及急性咽炎等症。

◎药用价值 枇杷叶具有化痰止咳、和胃止呕的功效，其作用为镇咳、祛痰、健胃，为清解肺热和胃热的常用药；治肺热咳嗽，表现为干咳无痰或痰少黏稠，不易咳出，或咳时有胸痛、口渴咽干、苔黄脉数（可见于急性支气管炎），取其有润肺止咳作用；治胃热噫呕（呃逆或噫气作呕）、胃脘胀闷，配布渣叶、香附、鸡内金等。枇杷叶可晾干制成茶叶，有泄热下气、和胃降逆之功效，为止呕之良品，可辅助治疗各种呕吐呃逆。比如：胃热呕吐可取枇杷叶15克，配竹茹20克、麦冬10克、制半夏6克，水煎服，每日1剂；声音嘶哑者，取鲜枇杷叶30克（去毛）、淡竹叶15克，水煎服，每日1剂，一般2～3剂即可见效。

◎选购保存 选购枇杷叶时，应以叶大、色灰绿、不破碎者为佳。枇杷叶应置干燥处保存。

使用须知 内服：煎汤，每次用量4.5～9.0克；熬膏或入丸、散。枇杷叶入药要刷去其绒毛，以防其吸入刺激气管黏膜而产生咳嗽反应。蜜炙枇杷叶治咳较好。胃寒呕吐及肺感风寒咳嗽者慎用枇杷叶。

【温化寒痰药】

半夏

● 别名
法夏、清半夏、仙半夏、姜夏、制半夏

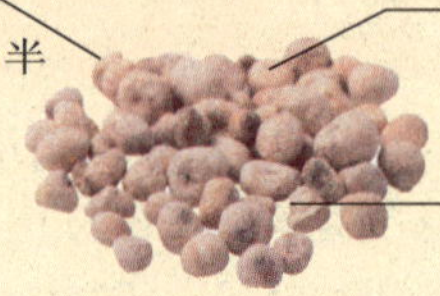

● 性味
性温，味辛。

● 归经
归脾、胃经。

◎半夏是中国中药宝库中的一种重要药材，具有燥湿化痰、降逆止呕、消痞散结的功效。

◎疗效特征 主要用于治疗湿痰冷饮、呕吐、反胃、咳喘痰多、胸膈胀满、痰厥头痛、头晕不眠等病症。生用外治痈肿痰核。

◎药用价值 外用生半夏捣烂敷疮疡肿毒，对神经末梢似有麻痹作用，能止痛。治癣可用半夏与醋磨汁外用。制半夏丸、半夏煎剂对试验动物有镇吐的作用，生半夏流浸膏、生半夏粉剂也有镇吐的作用。生半夏及其未经高温处理的流浸膏有催吐的作用。半夏的有效成分为一种生物碱，其水溶性煮沸滤过液对呼吸运动有轻度的镇静作用。

◎选购保存 以个大、皮净、色白、质坚实、粉性足者为佳；以个小、去皮不净、色黄白、粉性小者为次。保存置通风干燥处，防蛀。

使用须知 内服：半夏可煎汤，一次用量为4.5～9.0克；或入丸、散。外用：研末调和。一切血证及阴虚燥咳、津伤口渴者忌服。半夏不能与川乌、草乌、附子同用。

【温化寒痰药】

桔梗

● 别名
苦梗、苦桔梗、大药

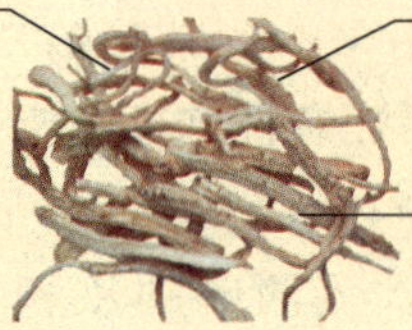

● 性味
性平，味苦、辛。

● 归经
归肺经。

◎桔梗具有宣肺、祛痰、利咽、排脓、利五脏、补气血、补五劳、养气的功效。

◎疗效特征 主治咳嗽痰多、咽喉肿痛、肺痈吐脓、胸满胁痛、痢疾腹痛、口舌生疮、目赤肿痛、小便癃闭。

◎药用价值 桔梗有较强的祛痰镇咳作用，麻醉犬口服煎剂1克/千克后，呼吸道黏液分泌量显著增加，作用强度可与氯化铵相比。此外，桔梗还具有降低血糖的作用，家兔内服桔梗的水或酒精提取物均可使血糖下降。桔梗皂苷能降低鼠肝内胆固醇含量及增加类甾醇的分泌，因而对胆甾醇代谢有影响。体外试验水浸剂对絮状表皮癣菌有抑制作用。

◎选购保存 以条粗均匀、坚实、洁白、味苦者佳；条不均匀，折断中空，色灰白者质次。置通风干燥处，防蛀。

使用须知 内服：桔梗可煎汤，一次用量为3～10克；或入丸、散。阴虚久嗽、气逆及咯血者忌服，胃溃疡者慎用。作为肺经药的桔梗，也常用于调整大肠的功能状态。

川贝

● **别名**
虻、黄虻、茼、川贝母、空草、药实、苦花、勤母

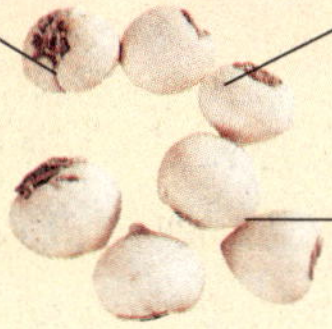

● **性味**
性凉，味苦、甘。

● **归经**
归肺、心经。

◎川贝母是一味名贵中药，是止咳化痰的良药，具有滋阴润肺、化痰止咳的作用。

◎疗效特征 用来治疗痰热咳喘、咳痰黄稠之症，阴虚燥咳、劳嗽等虚证；还有散结开郁之功，治疗痰热互结所致的胸闷心烦之证及瘰疬痰核等病。

◎药用价值 川贝母含有川贝母碱、去氢川贝母碱等，有镇咳、化痰、镇痛、降压等药理作用，用于治疗急慢性支气管炎、上呼吸道感染、肺结核、慢性咽炎等引起的咳嗽，还可用于高血压、鼻咽癌、肺癌等症。此外，川贝母与乌贼骨、甘草合为散剂，即乌贝散，治疗胃溃疡有效。

◎选购保存 选购以质坚实、粉性足、色白的为佳。置通风干燥处保存。

使用须知 内服：煎汤，每次用量3～9克；或入丸、散。外用：研末撒或调敷。浙贝与川贝比较，浙贝药性较炽烈，而川贝药性较缓和，气味不浓，小儿用之颇合适。脾胃虚寒及有湿痰者不宜食用。

海底椰

● **别名**
复椰子、大实榈、巨籽棕

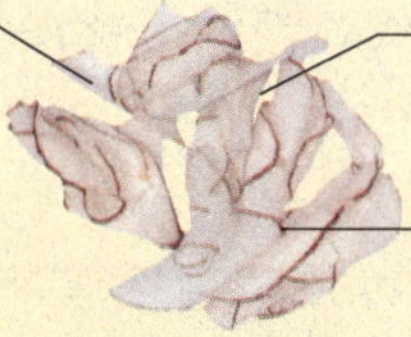

● **性味**
性寒，味甘、淡。

● **归经**
归肺经。

◎海底椰是一种夏季常见的汤料，有滋阴润肺、除燥清热、润肺止咳等作用。

◎疗效特征 治肺结核、干咳、声音嘶哑、痰中带血，用海底椰能去顽痰而清利咽喉。

◎药用价值 海底椰富含维生素E、B族维生素，其蛋白质含量高达27%~39%。海底椰配阿胶、旱莲草以助止血，配紫菀、款冬花、贝母等，以助止咳祛痰，方如海底椰汤。秋冬天气干燥，人们往往会在不同程度上出现口干舌燥、皮肤干燥等燥热症状，可以用海底椰煲汤做食疗。海底椰的椰肉滋阴补肾、润肺养颜、强壮身体机能的功效颇佳。

◎选购保存 好的海底椰色泽较白净，每一片刨片较长。置于干燥处，一般放于保鲜盒中密封保存，防霉、防虫。

使用须知 海底椰可煎汤内服，一次用量为10～20克；经期妇女及孕妇慎用。海椰子果肉细白，美味可口，滋阴壮阳，还能治疗中风、精神烦躁等症。

安神药

安神药具有安神定志、镇静催眠的作用，对于心烦失眠、心律失常、心肌缺血、血压高以及多梦等多种睡眠质量不高的病症均有良好的疗效。安神药主要以种子类、根茎类为主，常与补血药、滋阴药、补益心脾药配伍同用，治疗心神不宁、血虚阴亏症。若因火热所致的失眠，也可配伍清泻心火药，如知母、栀子、芦根等；若阴虚血少者，应配伍养阴补血药，如阿胶、熟地、首乌等；若肝阳上亢者，当配伍平肝潜阳药，如天麻、钩藤、地龙等。使用时要注意人群禁忌：内火旺盛者，禁用燥热药；脾胃虚寒者，忌用寒凉药。

酸枣仁

别名 枣仁、酸枣核

性味 性平，味甘。

归经 归心、脾、肝、胆经。

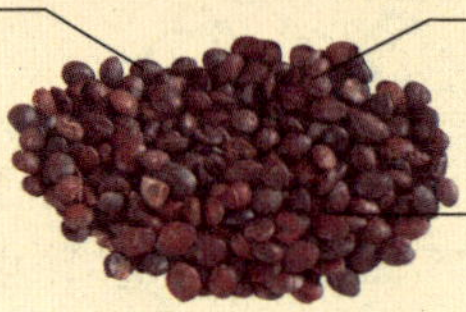

◎酸枣仁是一种贵重的药材，具有宁心安神、养肝、敛汗的功效，对缓解失眠效果显著。

◎疗效特征 可用来治疗虚烦不眠、惊悸怔忡、烦渴、虚汗等症。治虚热、精神恍惚或烦躁疲乏者宜生用，或半生半炒；而胆虚不宁，兼有脾胃虚弱、消化不良、烦渴、虚汗者宜炒用。

◎药用价值 酸枣仁煎剂给大白鼠口服或腹腔注射均表现镇静及嗜睡。口服酸枣仁可使防御性运动性条件反射次数显著减少，内抑制扩散，条件反射消退，抑制猫由吗啡引起的躁狂现象。用热板法证明酸枣仁煎剂5克/千克注射于小白鼠腹腔有镇痛作用，对小鼠无论注射或口服均有降温作用。酸枣仁可引起血压持续下降，心传导阻滞，对大白鼠以两肾包膜法形成的高血压，均有显著的降压作用。酸枣仁单用或与五味子合用，均能提高被烫伤的小白鼠的存活率，延长存活时间，还能推迟大白鼠烧伤性休克的发生，延长存活时间，并能减轻小白鼠烧伤处局部的水肿。此外，本品对子宫还有兴奋作用。

◎选购保存 选购酸枣仁时，应以粒大饱满、外皮紫红色、无核壳者为佳。酸枣仁应置阴凉干燥处，防蛀。

使用须知 内服：煎汤，一次用量为6～15克；或入丸、散。本品药性缓和，在安神的同时又有一定的滋养强壮作用，一般炒用。但是凡有实邪郁火及患有滑泄症者应慎服。

柏子仁

● **别名**
柏实、柏子、柏仁、侧柏子。

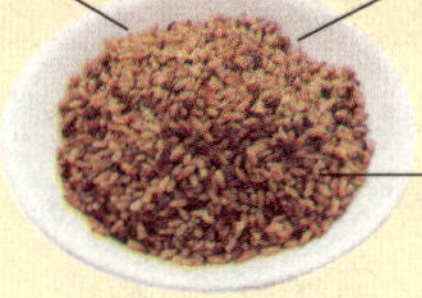

● **性味**
性平，味甘。

● **归经**
归心、肾、大肠经。

◎柏子仁具有养心安神、润肠通便的功效；主治惊悸、失眠、遗精、盗汗、便秘等症。

◎疗效特征 柏子仁可减慢心率，并有镇静作用。能润肠通便，对阴虚精亏、老年虚秘、劳损低热等虚损型疾病大有裨益。柏子仁专治心血亏损而致的失眠，酸枣仁则兼治肝胆虚火引起的失眠。

◎药用价值 用于治疗失眠，性能和功用与酸枣仁大致相同，且多配和同用，如柏子宁心汤、补心丹。用于治疗便秘，适用于阴虚、产后及老人的肠燥便秘，性质和缓而无副作用，常与火麻仁同用，方如三仁丸。体虚较甚者则配肉苁蓉、当归等。

◎选购保存 选购以粒饱满、黄白色、油性大而不泛油、无皮壳杂质者为佳。置阴凉干燥处，防热、防蛀。

使用须知 内服：煎汤，每次用量3～10克；或入丸、散。外用：炒研取油涂。便溏及痰多者忌服柏子仁。本品为性质平和的安神药，在镇静的同时又有一定的滋补作用，可作为补养药常用。

远志

● **别名**
棘菀、苦远志

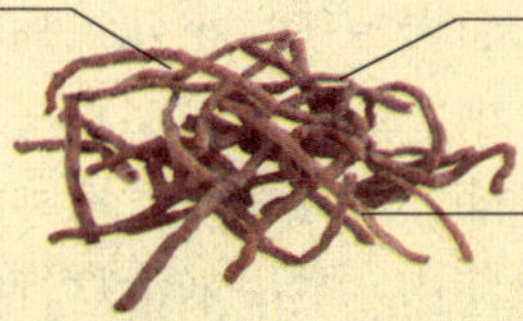

● **性味**
性微温，味苦、辛。

● **归经**
归心、肺、肾经。

◎远志被视为养命要药，具有宁心安神、祛痰开窍、散结消痈的功效。

◎疗效特征 常用于治疗心肾不交引起的失眠多梦、健忘惊悸、神志恍惚，还可治咳痰不爽、疮疡肿毒、乳房肿痛等症。

◎药用价值 远志含植物皂苷，能刺激胃黏膜，引起轻度恶心，因而反射地增加支气管的分泌而有祛痰作用。提取物给狗服，可促进气管分泌，我国西北之远志煎剂对离体豚鼠、家兔、猫、犬之未孕及已孕子宫均有兴奋作用，对有仔的母狗的子宫也有明显的兴奋作用。远志和桔梗相似，含有皂苷，亦有溶解红细胞的作用，远志肉（皮部）比远志木的溶血作用强。

◎选购保存 选购以条粗、皮厚、去净木心者为佳。置通风干燥处保存。

使用须知 内服：煎汤，一次3～10克；浸酒或入丸、散。心肾有火、阴虚阳亢者忌服。制远志多与甘草共制而成，能增强镇咳祛痰的效果，并能降低胃黏膜的刺激作用。而蜜炙远志可增强化痰止咳的作用。

平肝熄风药

凡以平肝潜阳、熄风止痉为主要作用，主治肝阳上亢或肝风内动病症的药物称为平肝熄风药。平肝熄风药皆入肝经，多为介类、昆虫等药物，现代常用来治疗高血压、高血脂、中风、癫痫、帕金森综合征、小儿惊风、破伤风等病症。用这类药材治疗疾病时须根据病因、病机的不同进行相应的配伍。如阴虚阳亢者，需配滋阴药，如沙参、玉竹、枸杞、黄精等；肝火旺盛者，可配夏枯草、菊花、栀子等清肝泻火药同用；兼心神不宁者，可配酸枣仁、柏子仁等养心安神药同用。使用平肝熄风药时应注意，脾虚者不宜用寒凉之品，阴虚者忌温燥之品。

天麻

◎天麻是一味常用而较名贵的中药，具有平肝潜阳、熄风定惊的作用，为治头晕目眩的要药。

● **别名**
定风草、明天麻、冬彭

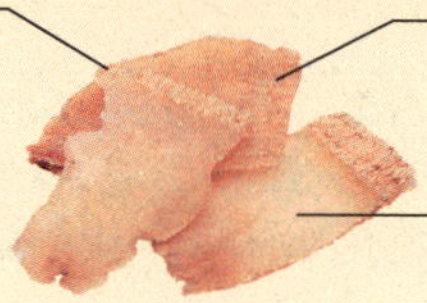

● **性味**
性平，味甘。

● **归经**
归肝、脾、肾、胆、心、膀胱经。

◎疗效特征 主治眩晕、头风头痛、肢体麻木、抽搐拘挛、半身不遂、语言蹇涩、急慢惊风、小儿惊痫动风。

◎药用价值 用天麻制出的天麻注射液，对三叉神经痛、血管神经性头痛、脑血管病头痛、中毒性多发性神经炎等，有明显的镇痛效果。天麻还具有较好的镇静作用，常用来治疗神经衰弱，且能抑制咖啡因所致的中枢兴奋作用，还有加强戊巴比妥纳的睡眠时间效应。天麻能抗惊厥，对面神经抽搐、肢体麻木、半身不遂、癫痫等有一定的疗效，还有缓解平滑肌痉挛、缓解心绞痛、胆绞痛的作用。天麻能治疗高血压。久服可平肝益气、利腰膝、强筋骨，还可增加外周及冠状动脉血流量，对心脏有保护作用。天麻尚有明目和显著增强记忆力的作用。天麻对人的大脑神经系统具有明显的保护和调节作用，能增强视神经的分辨能力。

◎选购保存 选购天麻时，应以色黄白、半透明、肥大坚实者为佳。色灰褐、外皮未去净、体轻、断面中空者为次。天麻宜在1～6℃低温保存。

使用须知 内服：煎汤，一次6～15克；或入丸、散。使御风草根，勿使天麻，若同用，即令人有肠结之患。与钩藤比较，钩藤偏于治疗因热而生风的头痛晕眩；天麻偏于治疗风寒夹有痰湿引起的头痛晕眩。

钩藤

● 别名
钩藤、吊藤、金钩藤、挂钩藤、钩丁、钩耳

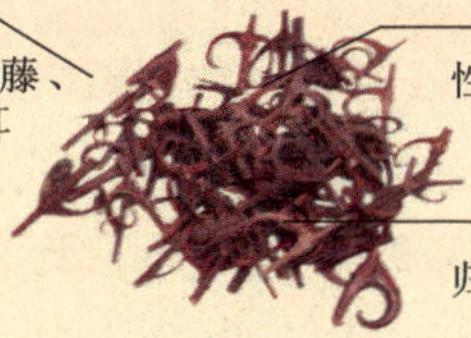

● 性味
性凉，味甘。

● 归经
归心、肝经。

◎钩藤清肝热，平肝阳，熄肝风，为肝经阳盛、风动之要药，具有清热平肝、熄风定惊的功效。

◎疗效特征 治小儿惊痫、大人血压偏高、头晕、目眩，妇人子痫。

◎药用价值 钩藤有明显的镇静作用，但无明显的催眠作用，对中枢运动性分析器兴奋性增高的状态，确有一定的抑制作用。其次，钩藤有较好的降压作用，钩及茎枝（即单钩、双钩及与其相邻之较细茎枝）降压效果较好，老枝（无钩，直径在0.5～2.0厘米）降压效果很差。此外钩藤碱能抑制离体肠管，兴奋大鼠离体子宫。还发现钩藤对引起呼吸道感染的病毒如腺病毒3型、亚洲甲型流感病毒和仙台病毒等有较好的抑制作用。

◎选购保存 选购钩藤时，以双钩形如锚状、茎细、钩结实、光滑、色红褐或紫褐者为佳。置于通风干燥处保存，防霉。

使用须知 内服：煎汤（不宜久煎），每次用量4.5～9.0克；或入散剂。体质虚弱、脾胃虚寒者不宜服用，钩及茎枝降压效果较好，煎煮时间过久或不够（最好煎15分钟以内），否则会影响降压效果。

地龙

● 别名
亚细亚环毛蚓、蚯蚓

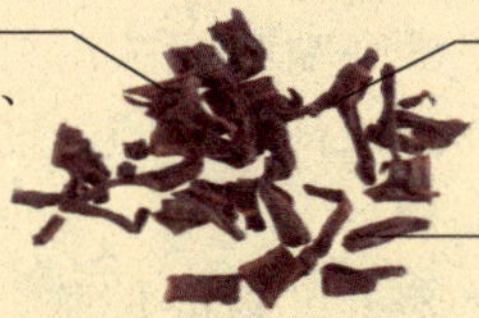

● 性味
性寒，味咸。

● 归经
归肝、脾、膀胱经。

◎地龙是我国重要的中药材之一，具有清热平肝、熄风镇痉、利尿解毒的功效。

◎疗效特征 主治热病惊狂、小儿惊风、咳喘、头痛目赤、咽喉肿痛、小便不通、风湿关节疼痛、半身不遂等症；外用可治丹毒、漆疮等症。

◎药用价值 地龙有平喘、解毒、解热、抗炎、抗过敏、镇静、抗惊厥之作用，并能免疫及抑制、溶解血栓中的酶，含氨成分对支气管有扩张作用，还有杀精子及阴道毛滴虫的功效，能促进伤口愈合。地龙配麻黄，可解痉平喘，用于治疗支气管哮喘、过敏性反应、喘息性支气管炎等病效果较好。地龙配天麻平肝降压，以治肝阳上亢型高血压疗效显著。

◎选购保存 以完整、背部棕褐色至紫灰色、腹部浅黄棕色、气腥、味微咸的为佳。置通风干燥处，防霉、防蛀。

使用须知 内服：煎汤，一次用量为6～12克；或入丸、散。阳气虚损、脾胃虚弱、肾虚喘促、血虚不能濡养筋脉者不宜使用。孕妇禁服。地龙经过酒洗后，药效有所增强。

收涩药

凡具有收敛固涩的作用，以治疗各种滑脱病症为主的药物统称为收涩药，又称为固涩药。此类药大多性酸涩，分别具有固表止汗、敛肺止咳、涩肠止泻、收敛止血、固精缩尿、燥湿止带等作用，主要用于治疗自汗盗汗、虚喘久咳、久泻久痢、遗精滑泻、遗尿或尿频、带下过多、下血崩漏等滑脱不禁之证。应用收涩药治疗以上病症，属于治标，所以应配合补虚药同用，标本兼治，纠正体虚症状。使用收涩药时应注意，凡表邪未去、湿热泻痢、血热出血、内热未清者，皆不宜使用。

【敛肺涩肠药】

五味子

别名 玄及、会及、五梅子

性味 性温，味酸。

归经 归肺、心、肾经。

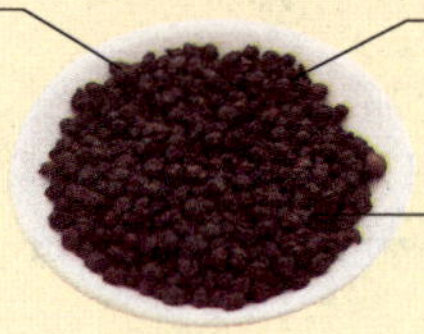

◎五味子中药功效在于滋补强壮之力，药用价值极高。具有敛肺止咳、滋肾涩精、生津收汗的功效。

◎疗效特征 主治咳喘、自汗、盗汗、遗精、久泻、神经衰弱等症。临床上常用于治疗虚寒喘咳、久泻久痢而属肾虚者，治汗出过多而致血气耗散、体倦神疲；治神经衰弱、过度虚乏、脑力劳动能力降低、记忆力和注意力减退者。

◎药用价值 五味子可镇静催眠，与酸枣仁以及远志等配伍，对失眠、神经衰弱等症有较好的疗效；五味子乙醇提取液有抗电休克和中枢兴奋药引起惊厥的作用。五味子制剂可使动物血糖和血乳糖增加，对急性、慢性肝损害都有一定的保护作用。五味子提取物有较好地抑制胃酸分泌，修复胃溃疡的作用。五味子还能降低血压，扩张血管。实验证明五味子有抗氧化、延缓衰老的作用，还能加强睾丸功能，改善组织细胞代谢功能，促进生殖细胞的增生，促进卵巢排卵。五味子还可提高正常人和眼病患者的视力以及扩大视野，对听力也有良好影响，并可提高皮肤感受器的辨别力。

◎选购保存 选购以紫红色、粒大、肉厚、有油性及光泽者为佳。保存置通风干燥处，防霉。

使用须知 内服：煎汤，每次用量1.5～6.0克；或入丸、散。外用：研末掺或煎水洗。本品入煎剂时宜捣碎用，入丸剂宜蜜制，以免酸涩过甚。滋补宜熟用，治虚火宜生用。外有表邪、内有实热，或咳嗽初起、痧疹初发者忌服。

浮小麦

● **别名**
浮水麦、浮麦

● **性味**
性凉，味甘、咸。

● **归经**
归心经。

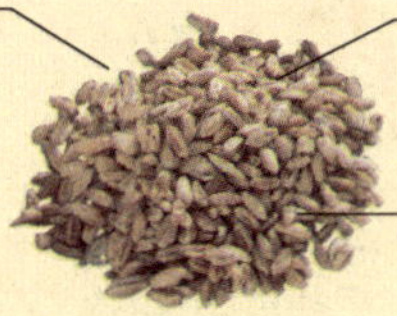

◎浮小麦为我国主要食粮之一，具有止汗、镇静、抗利尿的功效，可治骨蒸劳热、自汗、盗汗等症。

◎疗效特征 浮小麦具有固表止汗、益气、除热的功效，常用于治疗自汗、盗汗、阴虚发热、骨蒸劳热等症。

◎药用价值 用于止汗，治疗各种虚汗、盗汗，单用虽有效，但多配麻黄根、牡蛎、黄芪等，可加强敛汗作用，也可配稆豆衣，方如浮小麦稆豆衣煎剂，此方治肺结核盗汗的效果较好。用于抗利尿，治疗小儿遗尿，配桑螵蛸、益智仁等，疗效较好。麦皮有缓和神经的功效，能除烦、解热、润脏腑、安神经，方如加味甘麦大枣汤。现代医学证实，小麦麸含有丰富的维生素B_1和蛋白质，有治疗脚气病、末梢神经炎的功效。

◎选购保存 以粒匀、轻浮，表面有光泽者为佳。置于通风干燥处保存。

使用须知 内服：浮小麦可煎汤，一次用量为9～15克；或炒焦、研末，止汗宜微炒用。因浮小麦性凉，脾胃虚寒者慎用，无汗而烦躁或虚脱汗出者忌用。

芡实

● **别名**
鸡头、雁头、刀芡实、鸡头果、苏黄

● **性味**
性平，味甘、涩。

● **归经**
归脾、肾经。

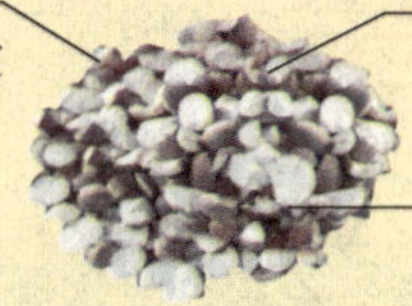

◎芡实具有益肾固精、补脾止泻、祛湿止带的作用。生品性平，涩而不滞，补脾肾而兼能祛湿。

◎疗效特征 治疗遗精、淋浊、带下、小便不禁、大便泄泻。

◎药用价值 用于治遗精、夜尿、小便频数，常配金樱子、莲须、莲实、沙苑子等，方如金锁固精丸。对于慢性肾炎，可配红枣、猪肾炖汤。治小儿遗尿则配桑螵蛸。如属于肝旺脾弱，有肝热表现或自汗，可用芡实配薏米、莲子、独脚金等煮汤作茶饮。用于祛湿，尤其治妇女白带由湿热所致而略带黄色者，常配淮山药、牛膝、黄柏、车前子等，方如易黄汤。用芡实与瘦肉同炖，对解除神经痛、头痛、关节痛、腰酸痛等虚弱症状，大有裨益。

◎选购保存 以颗粒饱满均匀、粉性足、无碎末及皮壳者为佳。置于通风干燥处保存。

使用须知 芡实分生用和炒用两种。生芡实以补肾为主，而炒芡实以健脾开胃为主。芡实药力虽然可靠，但效力较缓，需长时间服用才见效。凡外感疟痢、痔、气郁痞胀、溺赤便秘、食不运化及产后孕妇皆忌之。

山茱萸

● 别名
山萸肉、实枣儿、萸肉、蜀枣、鼠矢、鸡足

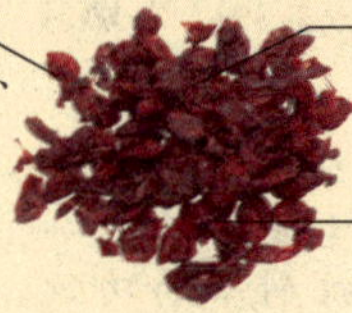

● 性味
性微温，味酸。

● 归经
归肝、肾经。

◎山茱萸为我国常用名贵中药材，应用历史悠久，具有补肝肾、涩精气、固虚脱的功效。

◎疗效特征 主要用于治疗腰膝酸痛、眩晕、耳鸣、阳痿、遗精、小便频数、肝虚寒热、虚汗不止、心悸脉散、崩漏带下、月经过多等病症。

◎药用价值 山茱萸用于治疗肾虚，故左归饮、右归饮均用山萸肉，对有小便频数、夜尿、头晕耳鸣、腰膝酸者尤为适用。常配熟地黄、淮山药等，如六味地黄。治肾虚所致的阳痿、早泄，则配金樱子、鹿角胶、补骨脂等，或用右归饮。对肝肾不足所致的高血压症，也可用山萸肉常配杜仲、石菖蒲、鸡血藤等。治崩漏、月经过多而属血气虚弱者。用于治妇女体虚、月经过多等症状，可与熟地、当归、白芍等配伍应用。

◎选购保存 以无核、皮肉肥厚、色红油润者为佳。置干燥处，防蛀。

使用须知 内服：山茱萸可用水煎服，一次用量为6～15克；亦可入丸剂。本品性温，味酸涩，素有湿热、小便不利者不宜应用。本品与桔梗、防风、防己相克。

【补气药】

肉豆蔻

● 别名
迦拘勒、豆蔻、肉果

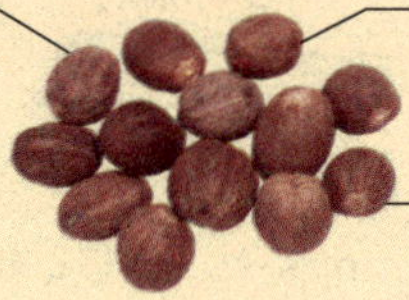

● 性味
性温，味辛。

● 归经
归脾、胃、大肠经。

◎本品具有涩肠止泻、温中行气的作用，常用于虚冷、冷痢，如慢性结肠炎、肠结核等。

◎疗效特征 用于健胃，对有脾胃虚寒、食欲不振、鼓肠、腹胀、肠鸣腹痛者较适宜，又能止呕，治小儿伤食吐乳和消化不良。

◎药用价值 用于虚冷、冷痢，偏于肾阳虚弱者，可配补骨脂、五味子等，方如四神丸。偏于脾阳虚弱者，配党参、白术、茯苓、大枣；脾胃皆虚者用养脏汤，此方治脱肛亦有良好的效果。肉豆蔻还能止呕，可用来治疗小儿伤食吐乳和消化不良，常配香附、神曲、麦芽、砂仁、陈皮等同用。

◎选购保存 肉豆蔻以个大、体重、坚实、表面光滑、油足、破开后香气强烈者为佳。放在阴凉、干燥处保存。

使用须知 肉豆蔻内服须煨熟后去油用。湿热泻痢者忌用。体内火盛、中暑热泄、肠风下血、胃火齿痛及湿热积滞、滞下初起者，皆不宜服用。该品忌铜器。

第二章

常见食材面面观

“民以食为天”，各种各样的食材丰富了我们的一日三餐。但是你熟悉食材吗？你知道各种食材有些什么作用吗？你知道食材的五色五味吗？你知道食材与食材的相宜搭配吗？只有当我们真正地熟悉了各种食材，了解了其食疗作用与相宜搭配，在日常生活中才能更好地选择各种合适的食材，制成美味与营养兼具的菜肴，为家人的健康保驾护航。

食材的五色指食材的五种天然颜色，即黄、红、绿、黑、白，它们分别对应人体不同的脏腑，即黄色养脾、红色养心、绿色养肝、黑色养肾、白色养肺。常见的黄色食材有玉米、菠萝、木瓜、香蕉、南瓜、柠檬等。黄色食材大多富含胡萝卜素和维生素C，这两种物质都具有抗氧化、提高免疫力、护肤美容的功效。有些黄色食材含有大量植物蛋白和不饱和脂肪酸，属于高蛋白低脂食材，非常适宜高血脂、高血压患者食用。常见的红色食材有：西瓜、西红柿、草莓、樱桃、山楂等。红色食材含有西红柿红素，具有抗氧化功能，可有效地预防前列腺癌。这类食材大多含有类胡萝卜素，能清除自由基，抑制癌细胞形成，并能提高人体的免疫力。红色食材所含热量低，常吃能令人身体健康、体态轻盈。常见的绿色食材有：猕猴桃、生菜、芹菜、菠菜、芦笋、豌豆等，绿色食材中含有丰富的维生素、矿物质和膳食纤维，能够全面调理人体的健康，保护视力，预防白内障和色素性视网膜炎等眼部疾病。常见的黑色食材有黑豆、葡萄、黑木耳、香菇、桑葚、黑芝麻等。黑色食材富含氨基酸和矿物质，有补肾、养血、润肺的功效。黑色食材中还含有微量元素、维生素和亚油酸等营养物质，有防治便秘、提高免疫力、美容养颜、抗衰老的作用。常见的白色食材有梨、冬瓜、白菜、白萝卜、茭白、莲子等。白色食材多富含糖类、蛋白质和维生素等营养成分，可为人体提供热能。白色食材一般性平味甘，四季均可食用，比较少禁忌，尤其适合于平补。

粮豆类

粮豆类对于健康的意义是不言而喻的。现代人的食物越来越精细，如精白米、精白面等，谷物的量却不够，从营养的角度来说其实并不好，尤其是慢性病发病率越来越高就与此有关。粮豆有以下优点：第一，粮豆中含有丰富的膳食纤维，可以降血脂；第二，吃杂粮耐饥，有利于减肥；第三，吃杂粮还可以改善便秘；第四，粮豆中有许多营养，如B族维生素的含量是最丰富的，还有钙、铁的含量都很高。粮豆类食物营养丰富，对人体好处多多，因此在这个追求高品质、崇尚自然养生的时代，粮豆类食物就是我们一个不容错过的选择！

大米

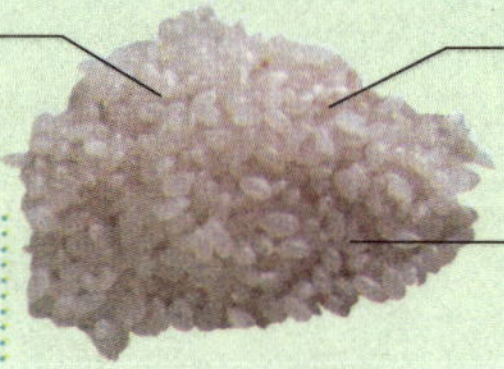

别名 稻米、米

性味 性平，味甘。

归经 归脾、胃、肺经。

【选购】优质大米富有光泽，干燥无虫，无沙粒，米灰、碎米极少，闻之有股清香味，无霉味。

◎相宜搭配

大米+杏仁	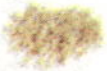	治疗痔疮、便血	大米+绿豆		清热解暑、利尿消肿
大米+红豆		有利营养的吸收	大米+乌鸡		养阴、祛热、补中
大米+桑葚		补肝益肾、消除疲劳	大米+萝卜	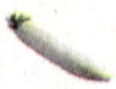	止咳化痰、消食利膈
大米+菠菜	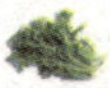	养血润燥			

◎食疗功效 大米含有丰富的蛋白质、糖类、钙、磷、铁、维生素B_1、维生素B_2、维生素E等。中医认为大米有补中益气、健脾养胃、通血脉、聪耳明目、止烦、止渴、止泻的功效，能使五脏血脉精髓充溢、筋骨肌肉强健，所以适用于腹泻、腹痛虚劳损伤者。大米中所含的维生素E有消融胆固醇的神奇功效。大米还含有优质蛋白，可使血管保持柔软，能降血压。

食用建议 大米具有较强的润白作用，可补充肌肤所缺失水分，使肌肤光滑细腻，充满弹性。一般人群均可食用。煮大米时，可加入红枣、枸杞等药材，能起补气益血的作用。

小米

● **别名**
粟米、谷子、黏米

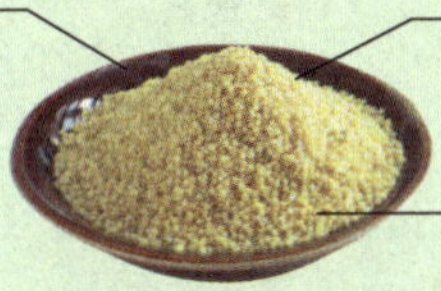

● **性味**
性凉，味甘、咸；陈者性寒，味苦。

● **归经**
归脾、肾经。

【选购】宜购买米粒大小、颜色均匀，无虫，无杂质的小米。

◎相宜搭配

小米+鸡蛋 ▶提高蛋白质的吸收	小米+红糖 ▶补虚、补血
小米+黄豆 ▶健脾和胃、益气宽中	小米+绿豆 ▶营养成分互补
小米+葛粉 ▶治胃热烦渴	

◎食疗功效 小米有健脾、和胃、安眠等功效。小米含蛋白质、脂肪、铁和维生素等，消化吸收率高，是幼儿的营养食品。小米还是体弱多病者的滋补保健佳品，对缓解精神压力、紧张、乏力等有很大的作用。

食用建议 脾胃虚弱、反胃呕吐、精血受损、食欲缺乏等患者，病人，孕妇，失眠、体虚、低热者，食不消化、泄泻者适宜食用。

粳米

● **别名**
大米、硬米

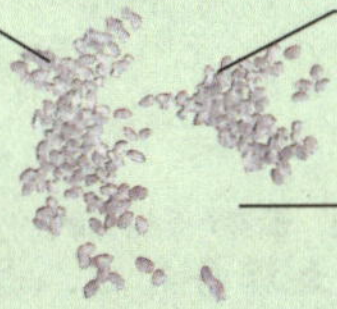

● **性味**
性平，味甘。

● **归经**
归脾、胃经。

【选购】以颗粒整齐，有光泽，比较干燥，无米虫，无沙粒，米灰、碎米极少，闻之有股清香味，无霉变味者为佳。

◎相宜搭配

粳米+菟丝子 ▶补虚损、益脾胃、安胎	粳米+芹菜 ▶祛伏热、利小便
粳米+油菜 ▶健脾补虚、清热消炎	粳米+松子仁 ▶健脾养胃、益肾降压
粳米+牛奶 ▶补虚损、润五脏	粳米+核桃 ▶健脾补肾、润肠通便

◎食疗功效 粳米具有养阴生津、除烦止渴、健脾胃、补中气、固肠止泻的功效。用粳米煮米粥时，浮在锅面上的浓稠液体俗称米汤、粥油，具有补虚的功效，对于病后产后体弱的人有良好的食疗效果。

食用建议 老年人体虚、高热、久病初愈、婴幼儿消化力减弱、脾胃虚弱、烦渴、营养不良、病后体弱等病症患者及产妇宜食。糖尿病、干燥综合征、更年期综合征属阴虚火旺和痈肿疔疮热毒炽盛者不宜食用。

糙米

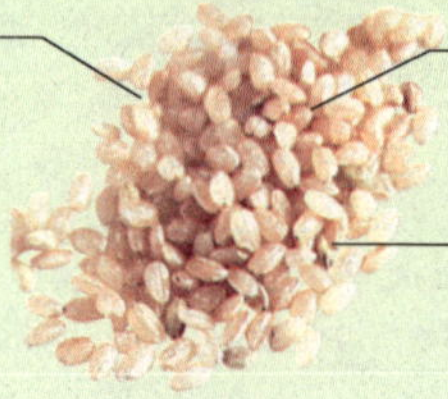

【选购】色泽晶莹，颗粒均匀，无黄粒，有一股米的清香，无霉烂味，无油腻、米粉，用手碾一下，米粒不碎者为佳。

◎相宜搭配

- 糙米+鱼  ▶预防慢性病
- 糙米+瘦肉 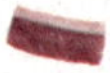 ▶强健身体
- 糙米+胡萝卜 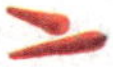 ▶保护视力
- 糙米+大豆  ▶缓解更年期综合征
- 糙米+南瓜 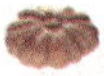 ▶美容
- 糙米+牛奶  ▶解毒、通便

◎食疗功效 糙米具有提高人体免疫力、加速血液循环、消除烦躁情绪、促进肠道有益菌繁殖、加速肠道蠕动、软化粪便等功效。糙米中的膳食纤维能与胆汁中的胆固醇结合，促进胆固醇的排出，进而帮助高脂血症患者降低血脂。对于预防心血管疾病、贫血症、便秘、肠癌等病症效果显著，而且对治疗糖尿病、高血脂、肥胖症患者有很好的辅助食疗作用。

食用建议 一般人群均可食用糙米。

糯米

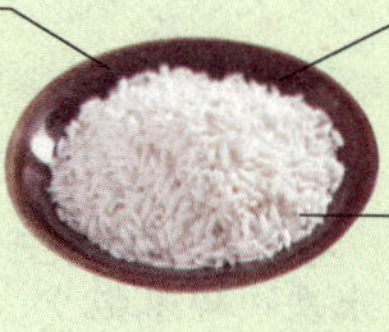

【选购】糯米以放了三四个月的为最好，因为新鲜糯米不太容易煮烂，也较难吸收佐料的香味。

◎相宜搭配

- 糯米+红枣 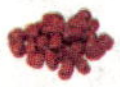 ▶温中祛寒
- 糯米+栗子 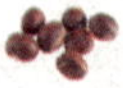 ▶补中益气
- 糯米+红豆 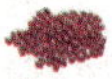 ▶治腹泻和水肿
- 糯米+莲藕 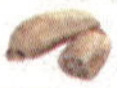 ▶调和气血、清热生津
- 糯米+黑芝麻  ▶补脾胃、益肝肾

◎食疗功效 糯米含有蛋白质、脂肪等营养素，能够补养体气、温补脾胃，还能够缓解气虚所导致的盗汗，妊娠后腰腹坠胀，劳动损伤后气短乏力等症状。

食用建议 糯米适宜贫血、腹泻、脾胃虚弱、神经衰弱者食用。脾胃气虚、常常腹泻者宜食。儿童、糖尿病、体重过重或其他慢性病如肾脏病、高血脂患者不宜食用。腹胀、咳嗽、痰黄、发热患者也不宜食用糯米。

黑米

● **别名**
血糯米

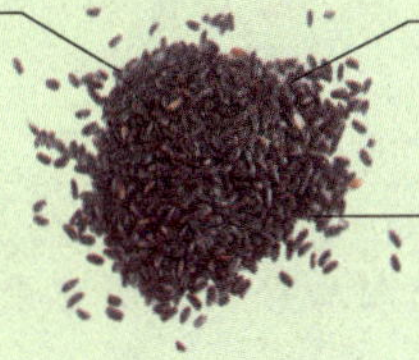

● **性味**
性平，味甘。

● **归经**
归脾、胃经。

【选购】优质的黑米要求粒大饱满、黏性强、富有光泽，很少有碎米和爆腰（米粒上有裂纹），不含杂质和虫蛀。

◎相宜搭配

黑米+大米 ▶开胃益中、明目	黑米+绿豆 ▶健脾胃、祛暑热
黑米+牛奶 ▶益气养血、生津健脾	黑米+红豆 ▶气血双补
黑米+生姜 ▶降胃火	黑米+莲子 ▶补肝益肾、丰肌润发

◎食疗功效 黑米含丰富的B族维生素、蛋白质等营养成分，具有健脾开胃、补肝明目、滋阴补肾、益气强身、养精固肾的功效，是抗衰美容、防病强身的滋补佳品。

食用建议 对于脱发、流行性感冒、咳嗽、气管炎、肝病、肾病、头昏、眩晕、贫血、白发、眼疾、咳嗽等患者及产妇有食疗保健作用。火盛热燥者不宜食用。

高粱

● **别名**
蜀秫、芦粟、木稷

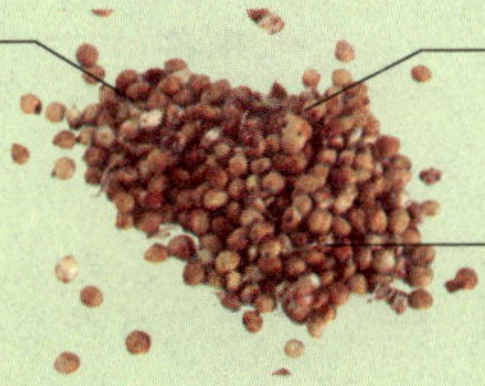

● **性味**
性温，味甘、涩。

● **归经**
归脾、胃经。

【选购】以颗粒饱满、完整，均匀一致，质地紧密，无杂质，无虫害和霉变者为佳。

◎相宜搭配

高粱+冰糖 ▶健脾益胃、生津止渴	高粱+桑螵蛸 ▶和胃健脾，益气消积
高粱+大枣 ▶益脾止泻、收敛涩肠	高粱+薏米 ▶益脾涩肠、利尿除湿
高粱+冰糖 ▶健脾益胃、生津止渴	高粱+车前草 ▶益脾涩肠、利尿除湿

◎食疗功效 高粱具有凉血、解毒、和胃、健脾、止泻的功效，可用来防治消化不良、积食、湿热下痢和小便不利等多种疾病。尤其适宜加葱、盐、羊肉汤等煮粥食用，对于体虚盗汗有很好的食疗效果。

食用建议 高粱可加工成面条、面鱼、面卷、煎饼、蒸糕、黏糕等。加工成的高粱面，能做成花样繁多、群众喜爱的食品，近年已成为迎宾待客的饭食。慢性腹泻患者宜食。大便燥结者不宜食用。

燕麦

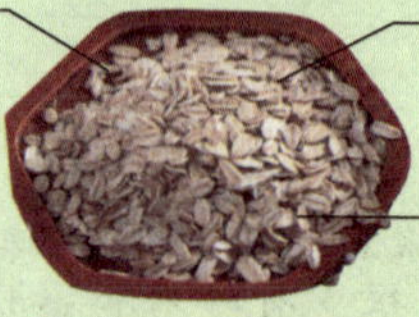

【选购】应挑选大小均匀、质实饱满、有光泽的燕麦粒。密封后存放在阴凉干燥处。

◎相宜搭配

燕麦+玉米 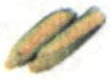 ▶丰乳	燕麦+橙子 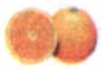 ▶预防胆结石
燕麦+小麦  ▶营养丰富	燕麦+南瓜 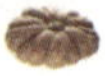 ▶降低血糖
燕麦+苹果 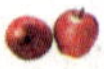 ▶瘦身	燕麦+百合  ▶润肺止咳

◎食疗功效 燕麦具有健脾、益气、补虚、止汗、养胃、润肠的功效。燕麦不仅对预防动脉硬化、脂肪肝、糖尿病、冠心病有益，而且对便秘以及水肿等都有很好的辅助治疗作用，可增强人的体力，延年益寿。

食用建议 脂肪肝、糖尿病、水肿、习惯性便秘、体虚自汗、多汗、盗汗、高血压、高脂血症、动脉硬化等病症患者以及产妇、婴幼儿和空勤、海勤人员宜食。孕妇不宜食用。

小麦

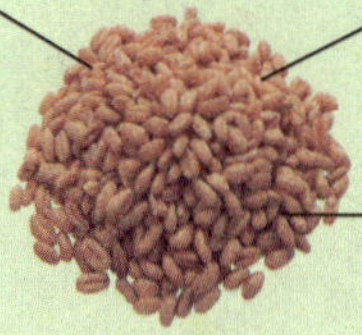

【选购】应选择干净、无霉变、无虫蛀、无发芽的优质小麦，小麦的籽粒要饱满、圆润。

◎相宜搭配

小麦+豌豆  ▶预防结肠癌	小麦+山药 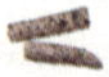 ▶治小儿脾胃虚弱
小麦+荞麦  ▶营养更全面	小麦+红枣 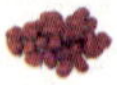 ▶养心健脾

◎食疗功效 小麦具有养心神、敛虚汗、生津止汗、养心益肾、镇静益气、健脾厚肠、除热止渴的功效，对于体虚多汗、舌燥口干、心烦失眠等病症患者有一定辅助疗效。

食用建议 心血不足、心悸不安、多呵欠、失眠多梦、喜悲伤欲哭以及脚气病、末梢神经炎、体虚、自汗、盗汗、多汗等症患者宜食。慢性肝病、糖尿病等病症患者不宜食用。

大麦

● 别名
牟麦、倮麦、饭麦、赤膊麦

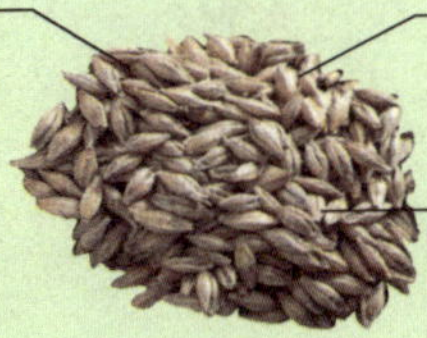

● 性味
性凉，味甘。

● 归经
归脾、胃经。

【选购】选购大麦时，应以颗粒饱满，无虫蛀为佳。

◎相宜搭配

大麦+姜汁 ▶利小便、解毒	大麦+南瓜 ▶补虚养身
大麦+红糖 ▶治疗腹泻	大麦+豌豆 ▶降低血糖
大麦+羊肉 ▶暖脾胃、祛腹胀	

◎食疗功效 大麦含淀粉、蛋白质、钙、磷、尿囊素等成分，有和胃、宽肠、利水的功效，对食滞泄泻、小便淋痛、水肿、烫伤等病症有食疗作用。

食用建议 一般人群均可食用，尤其适宜胃气虚弱、消化不良、肝病、食欲缺乏、伤食后胃满腹胀者食用。因大麦可回乳及减少乳汁分泌，故妇女在怀孕期间和哺乳期内忌食。

薏米

● 别名
六谷米、药玉米、薏苡仁、菩提珠

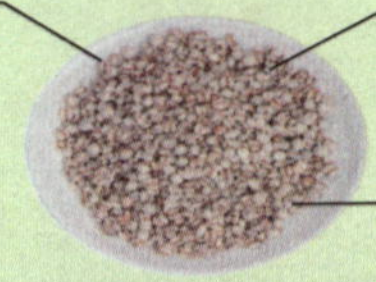

● 性味
性凉，味甘、淡。

● 归经
归脾、胃、肺经。

【选购】选购薏米时，以粒大、饱满、色白、完整者为佳品。

◎相宜搭配

薏米+山楂 ▶健美减肥	薏米+白糖 ▶治疗粉刺
薏米+香菇 ▶防癌抗癌	薏米+羊肉 ▶健脾补肾、益气补虚
薏米+腐竹 ▶降低胆固醇	

◎食疗功效 薏米具有利水渗湿、抗癌、解热、镇静、镇痛、抑制骨骼肌收缩、健脾止泻、除痹、排脓等功效，还可美容健肤，对扁平疣等病症有一定食疗功效。此外，薏米还有增强人体免疫功能、抗菌抗癌的作用。

食用建议 泄泻、湿痹、水肿、肠痈、肺痈、淋浊、慢性肠炎、阑尾炎、风湿性关节痛、尿路感染、白带过多、癌症患者宜食。便秘、尿多者及怀孕早期的妇女不宜食用。

红豆

● **别名**
红小豆、饭豆、米豆、赤小豆

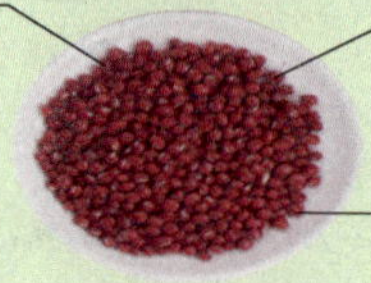

● **性味**
性平，味甘、酸。

● **归经**
归心、小肠经。

【选购】表面颜色鲜艳有光泽，颗粒大小均匀饱满的为上品。

◎相宜搭配

- 红豆+鲤鱼 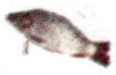 ▶**消水肿**
- 红豆+连翘 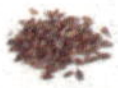 ▶**治疗肝脓肿**
- 红豆+莲子  ▶**固精益气、止血强筋**
- 红豆+冬瓜 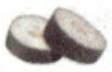 ▶**全身水肿**
- 红豆+扁豆 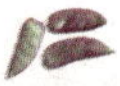 ▶**治疗腹泻**
- 红豆+甘草 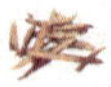 ▶**治疗肠痛**

◎食疗功效 红豆含有较多的皂角苷，可刺激肠道，利尿作用强，能解酒、解毒，对心脏病和肾病、水肿有益。其次，含有较多的膳食纤维，有很好的润肠通便、降血压、降血脂、调节血糖、抗癌、预防结石、健美减肥的作用。

食用建议 一般人群均可食用。红豆是富含叶酸的食物，产妇、乳母多吃红豆有催乳的功效。常食红豆还能起到减肥作用，特别是对消除下半身的浮肿有显著功效。

绿豆

● **别名**
青小豆

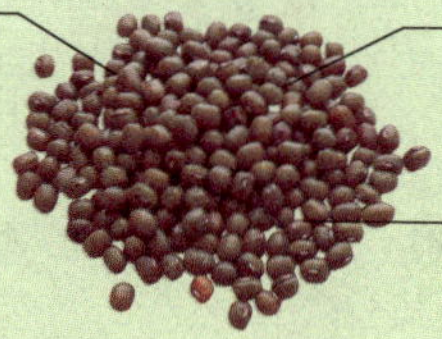

● **性味**
性凉，味甘。

● **归经**
归心、胃经。

【选购】辨别绿豆时，一观其色，如是褐色，说明其品质已经变了；二观其形，如表面白点多，说明已被虫蛀。

◎相宜搭配

- 绿豆+燕麦 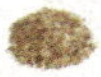 ▶**可抑制血糖上升**
- 绿豆+南瓜 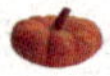 ▶**清肺、降糖**

◎食疗功效 具有降压、降脂、滋补强壮、调和五脏、保肝、清热解毒、消暑止渴、利水消肿的功效。常服绿豆汤对接触有毒、有害化学物质而可能中毒者有一定的防治效果。还能够防治脱发，使骨骼和牙齿坚硬，帮助血液凝固。

食用建议 有疮疖痈肿、丹毒等热毒所致的皮肤感染及高血压、水肿、红眼病等病症患者宜食。脾胃虚寒、肾气不足、易泻、体质虚弱和正在吃中药者不宜食用。

黄豆

别名
大豆、黄大豆

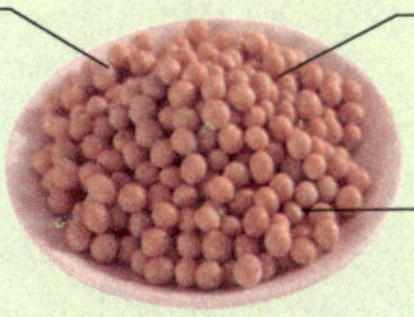

性味
性平，味甘。

归经
归脾、大肠经。

【选购】颗粒饱满、大小颜色一致、无杂色、无霉烂、无虫蛀、无破皮的是好黄豆。

◎相宜搭配

黄豆+香菜 ▶健脾宽中、祛风解毒	黄豆+茄子 ▶润燥消肿
黄豆+白菜 ▶防止乳腺癌	

◎食疗功效 黄豆具有健脾、益气、宽中、润燥、补血、降低胆固醇、利水、抗癌之功效。黄豆中含有抑胰酶，对糖尿病患者有益。黄豆中的各种矿物质对缺铁性贫血有益，而且能促进酶的催化、激素分泌和新陈代谢。

食用建议 动脉硬化、高血压、冠心病、高血脂、糖尿病、气血不足、营养不良、癌症等病患者宜食。消化功能不良、胃脘胀痛、腹胀等有慢性消化道疾病的人应尽量少食。

扁豆

别名
菜豆、季豆

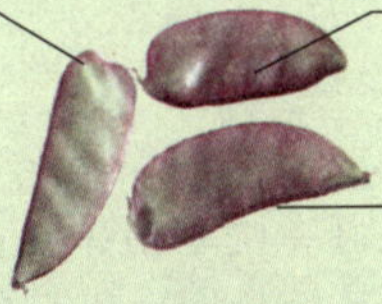

性味
性平，味甘。

归经
归脾、胃经。

【选购】优质扁豆应新鲜、干净、挺实、脆嫩，没有划痕，形状完好，一折就断，籽粒很嫩。

◎相宜搭配

扁豆+菜花 ▶补肾脏、健脾胃	扁豆+山药 ▶补益脾胃
扁豆+蘑菇 ▶美肤、益寿	扁豆+荔枝 ▶健脾胃、益肝肾
扁豆+猪肉 ▶补中益气、健脾胃	

◎食疗功效 扁豆能健脾和中、消暑清热、解毒消肿，适用于脾胃虚弱、便溏腹泻、体倦乏力、水肿、白带异常以及夏季暑湿引起的呕吐、腹泻、胸闷等病症。扁豆含高钾低钠，经常食有利于保护心脑血管，调节血压。

食用建议 糖尿病、皮肤瘙痒、急性肠炎等患者宜食。患寒热病者、患疟者、腹胀者不宜食用。扁豆含有毒蛋白、凝集素以及能引发溶血症的皂素，所以扁豆一定要煮熟以后才能食用，否则可能会出现食物中毒。

毛豆

● **别名**
菜用大豆，晒干之后又称大豆

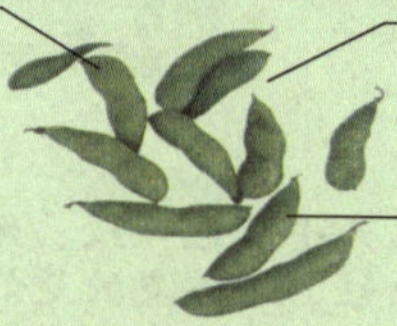

● **性味**
性平，味甘。

● **归经**
归脾、大肠经。

【选购】挑选毛豆时，以新鲜青绿、荚形阔大、荚毛较白者为佳；豆仁越是饱满、挺实越好；三粒荚的毛豆是为上品！

◎相宜搭配

毛豆+香菇 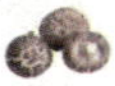 ▶益气补虚、健脾和胃

毛豆+花生 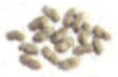 ▶健脑益智

毛豆+丝瓜 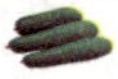 ▶增强抵抗力

毛豆+草菇 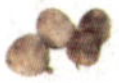 ▶增强机体抵抗力

毛豆+平菇 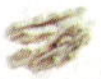 ▶预防感冒

◎食疗功效 毛豆具有降脂、抗癌、润肺、强筋健骨等功效。所含植物性蛋白质有降低胆固醇的功能；所含丰富的油脂多为不饱和脂肪酸，能清除积存在血管壁上的胆固醇，可预防多种老年性疾病。

食用建议 毛豆是营养丰富的食品，含有丰富的钾，能缓解炎热天气造成的疲乏无力和食欲下降，特别适合夏季食用。高胆固醇血症、高脂血症、动脉硬化等症患者宜食。幼儿、尿毒症、对黄豆过敏者不宜食用。

蚕豆

● **别名**
胡豆、马齿豆、南豆、大豌豆

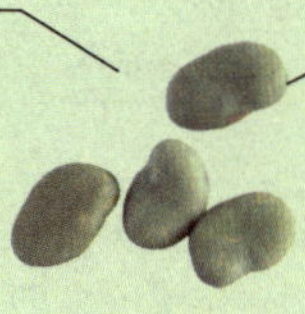

● **性味**
性平，味甘。

● **归经**
归脾经。

【选购】买新鲜蚕豆时一定要剥开蚕豆看一下，蚕豆上的筋是绿色的，那种蚕豆是新鲜的。

◎相宜搭配

蚕豆+白菜 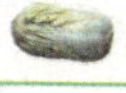 ▶利尿、清肺

蚕豆+枸杞 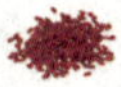 ▶清肝祛火

◎食疗功效 蚕豆性平味甘，具有健脾益气、祛湿、抗癌等功效。对于脾胃气虚、胃呆少纳、不思饮食、大便溏薄、慢性肾炎、肾病水肿、食管癌、胃癌、宫颈癌等病症有一定辅助疗效。

食用建议 胃滞少纳、大便溏薄、慢性肾炎、肾病水肿、食管癌、胃癌、高胆固醇、便秘者宜食。脾胃虚弱者、有遗传性血红细胞缺陷症者，患有痔疮出血、消化不良、慢性结肠炎、尿毒症等病人，患有蚕豆病的儿童不宜食用。

黑豆

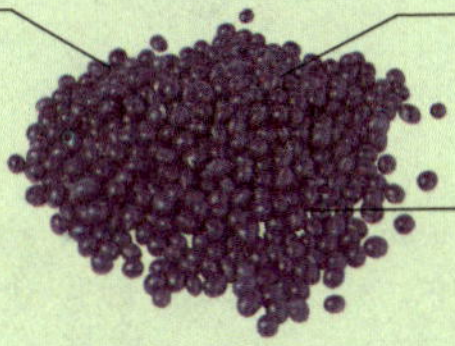

● **别名**
乌豆、黑大豆、稽豆、马料豆

● **性味**
性平，味甘。

● **归经**
归心、肝、肾经。

【选购】选购黑豆时，以豆粒完整、大小均匀、颜色乌黑者为好。因豆类食品容易生虫，购回后最好尽早食用。

◎相宜搭配

黑豆+牛奶  ▶有利吸收维生素B_{12}	黑豆+猪骨 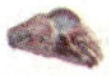 ▶强腰壮骨
黑豆+橙子 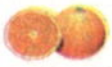 ▶营养丰富	黑豆+柿子 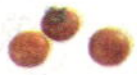 ▶降血压

◎食疗功效 黑豆具有祛风除湿、调中下气、活血、解毒、利尿、明目等功效。其次，含有丰富的维生素E，能清除体内的自由基，减少皮肤皱纹，养颜美容。此外，其内丰富的膳食纤维，可促进肠胃蠕动，预防便秘。

食用建议 体虚、脾虚水肿、脚气水肿、小儿盗汗、自汗、热病后出汗、小儿夜间遗尿、妊娠腰痛、腰膝酸软、老人肾虚耳聋、白带频多、产后中风、四肢麻痹者宜食。儿童、肠胃功能不良者不宜多食。

芝麻

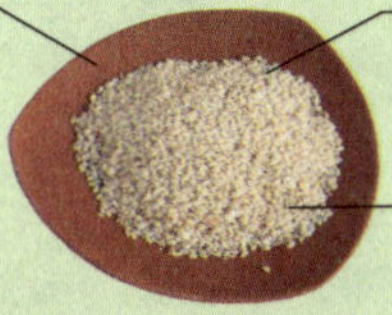

● **别名**
胡麻、黑芝麻

● **性味**
性平，味甘。

● **归经**
归肝、肾、肺、脾经。

【选购】以色泽鲜亮、纯净，外观白色，大而饱满，皮薄，嘴尖而小者为佳。

◎相宜搭配

芝麻+海带 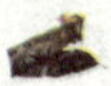 ▶美容、抗衰老	芝麻+冰糖  ▶润肺、生津
芝麻+核桃 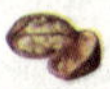 ▶改善睡眠	芝麻+柠檬 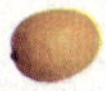 ▶美容、预防贫血
芝麻+桑葚 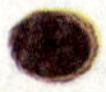 ▶降血脂	

◎食疗功效 芝麻具有润肠、通乳、补肝、益肾、养发、强身体、抗衰老等功效。芝麻对于肝肾不足所致的视物不清、腰酸腿软、耳鸣耳聋、发枯发落、眩晕、眼花、头发早白等症食疗疗效显著。

食用建议 高脂血症、高血压、身体虚弱、贫血、肺结核、荨麻疹、妇女产后乳汁缺乏、习惯性便秘、糖尿病、痔疮以及出血体虚等病患者宜食。患有慢性肠炎、便溏腹泻、阳痿、遗精等病症的人不宜多食。

腐竹

别名
豆筋

性味
性平，味甘。

归经
入肺经。

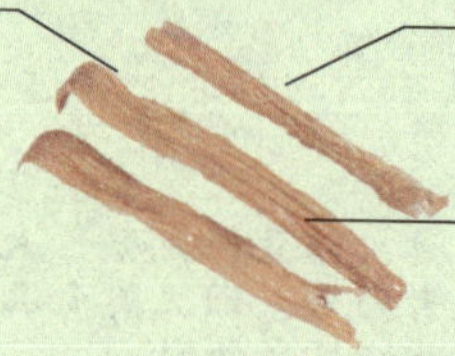

【选购】质量好的腐竹为枝条或片叶状，呈淡黄色，有光泽；质脆易折，条状折断有空心，无霉斑、杂质、虫蛀。

◎相宜搭配

腐竹+猪肝 ▶促进人体对维生素B_{12}的吸收。

腐竹+带鱼 ▶补钙

腐竹+西芹 ▶预防结肠癌

腐竹+白萝卜 ▶有利于消化

◎食疗功效 腐竹具有良好的健脑作用，能预防阿尔茨海默病的发生。此外，腐竹能降低血液中胆固醇的含量，达到防止高脂血症、动脉硬化的效果。腐竹中的大豆皂苷有抗炎、抗溃疡等作用。

食用建议 腐竹须用凉水泡发，如用热水泡，则腐竹易碎；患有肾炎、肾功能不全、糖尿病酮症酸中毒者，痛风患者及正在服用四环素、优降灵等药的人不宜食用。

豆腐

别名
水豆腐、老豆腐

性味
性凉，味甘。

归经
归脾、胃、大肠经。

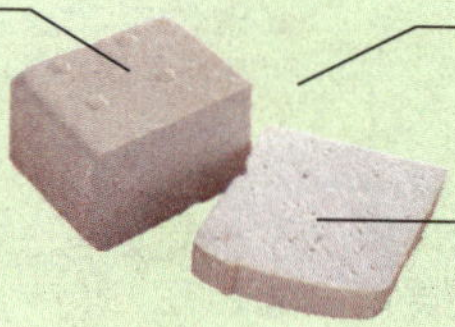

【选购】豆腐本身的颜色略带点黄色。优质豆腐切面比较整齐，无杂质。豆腐本身有弹性。

◎相宜搭配

豆腐+油菜 ▶止咳、平喘

豆腐+姜 ▶润肺止咳

豆腐+韭菜 ▶治便秘

◎食疗功效 豆腐能益气宽中、生津润燥、清热解毒、和脾胃、抗癌，还可以降低血铅浓度、保护肝脏、促进机体代谢。豆腐中丰富的大豆卵磷脂有益于神经、血管、大脑的发育生长，豆腐中的豆固醇还能抑制胆固醇的摄入。

食用建议 一般人宜食，特别是身体虚弱之人。因豆腐中含嘌呤较多，对嘌呤代谢失常的痛风病人和血尿酸浓度增高的患者，忌食豆腐；脾胃虚寒，经常腹泻便溏者也要忌食豆腐。

豆腐干

别名
香干

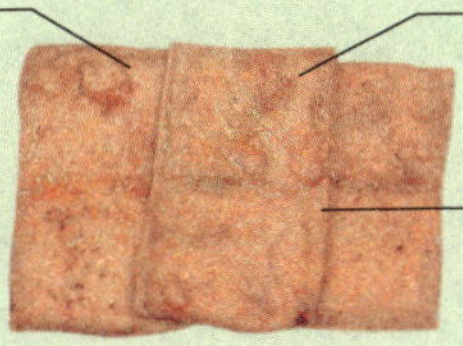

性味
性平，味咸香。

归经
归肺、脾、胃经。

【选购】应去具有冷藏保鲜设备的副食商场、超市，选择有防污染包装的豆腐干（例如经真空压缩的保鲜膜）。

◎相宜搭配

豆腐干+韭菜 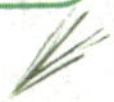 ▶壮阳

豆腐干+金针菇 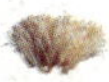 ▶增强免疫力

豆腐干+韭黄  ▶治心血管疾病

豆腐干+白萝卜 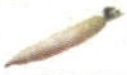 ▶有利于消化

◎食疗功效 豆腐干含有丰富的大豆卵磷脂，有很好的健脑功效。豆腐干中的蛋白属完全蛋白，营养价值较好，可增强人体免疫力；豆腐干中的大豆蛋白经酶水解后产生的多肽，具有抗氧化、降血压的功效。

食用建议 豆腐干在制作过程中会添加食盐、茴香、花椒、大料等调料，既香又鲜，令人久吃不厌，有“素火腿”之称。肥胖、心血管疾病患者宜食。但嘌呤代谢异常的痛风患者及血尿酸浓度增高的患者不宜食用。

豆腐皮

别名
豆油皮

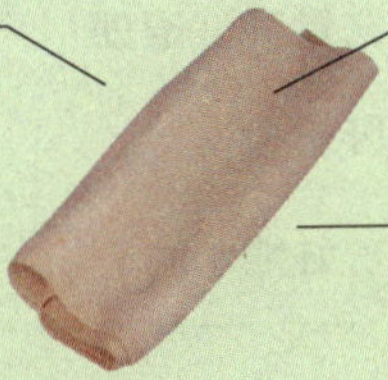

性味
性平，味甘。

归经
入肺、脾、胃经。

【选购】上等的豆腐皮，皮薄透明，薄而不破，黄色有光泽，柔软不黏，表面光滑，色泽乳白微黄光亮。

◎相宜搭配

豆腐皮+白菜 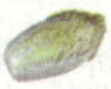 ▶清肺热、止痰咳

豆腐皮+银耳 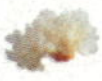 ▶滋补气血、润肺护肝

豆腐皮+生菜 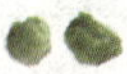 ▶滋阴补肾、减肥健美

豆腐皮+白萝卜 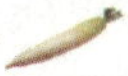 ▶有利于消化

◎食疗功效 豆腐皮有清热润肺、止咳消痰、养胃、解毒、止汗等功效。豆腐皮中含有大量卵磷脂，能防止血管硬化，保护心脏，滋润肺部，还能起到提神健脑的功效。豆腐皮营养丰富，常吃能提高人体免疫能力。

食用建议 豆腐皮易消化、吸收，是一种妇、幼、老、弱皆宜的食用佳品。但痛风、肾病、缺铁性贫血患者，平素脾胃虚寒、经常腹泻便溏者不宜食用。

蔬菜类

蔬菜是人们日常饮食中必不可少的食物之一。蔬菜中富含膳食纤维、多种维生素、矿物质及微量元素以及相关的植物化学物质等，所以蔬菜不仅是低糖、低盐、低脂的健康食物，同时还对多种疾病有防治作用，例如便秘、肥胖症及心脑血管疾病等患者可选择合适的蔬菜进行食疗。根据种类的不同蔬菜可分为根菜类、茎菜类、叶菜类、花菜类和果菜类等。不同种类的蔬菜因其所含的营养成分不同，所以其营养功效及食用价值也会有区别。本节收集了日常饮食中比较常见的各类蔬菜，对其进行深入剖析，分别介绍其基础知识、营养功效等。

白菜

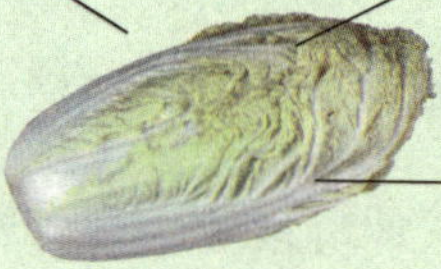

别名 大白菜、黄芽菜、黄矮菜、菘

性味 性平，味苦、辛、甘。

归经 归肠、胃经。

【选购】挑选包得紧实、新鲜、无虫害的白菜为宜。

◎相宜搭配

- 白菜+猪肉 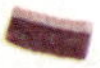 ▶补充营养、通便
- 白菜+虾仁 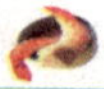 ▶防止牙龈出血
- 白菜+猪肝 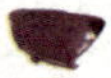 ▶保肝护肾
- 白菜+黄豆 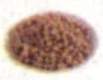 ▶防止乳腺癌
- 白菜+鲤鱼 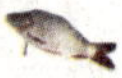 ▶改善妊娠水肿

◎食疗功效 白菜含蛋白质、脂肪、多种维生素、粗纤维、钙、磷、铁、锌等，具有通利肠胃、清热解毒、止咳化痰、利尿养胃的功效，是营养极为丰富的蔬菜。白菜所含丰富的粗纤维能促进肠壁蠕动，稀释肠道毒素，常食可增强人体抗病能力和降低胆固醇，对伤口难愈、牙齿出血有防治作用，还有降低血压、降低胆固醇、预防心血管疾病的功用。白菜与豆腐及肉类搭配煮汤食用是一道很好的养生菜，能够清肠胃、排毒素。

食用建议 脾胃气虚、大小便不利、维生素缺乏者宜食。胃寒、腹泻、肺热咳嗽者不宜食用。切大白菜时，宜顺丝切，这样大白菜易熟。忌食隔夜的熟白菜和未腌透的大白菜。

小白菜

● **别名** 不结球白菜、青菜

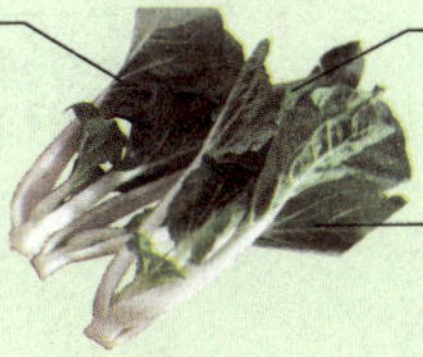

● **性味** 性凉，味甘。

● **归经** 归肺、胃大肠经。

【选购】挑选叶色较青、新鲜、无虫害的小白菜为宜。

◎相宜搭配

小白菜+虾皮  ▶**营养全面**

小白菜+豆腐 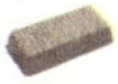 ▶**清热、去火、退烧**

小白菜+猪肉  ▶**促进儿童成长**

小白菜+排骨 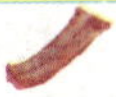 ▶**清热除燥、通利胃肠**

◎食疗功效 小白菜具有清热除烦、行气祛瘀、消肿散结、通利胃肠等功效，对肺热咳嗽、身热口渴、胸闷心烦、食少便秘、腹胀等病症有食疗作用，适合肺热咳嗽、便秘、丹毒、漆疮、疮疖等患者及缺钙者食用。

食用建议 小白菜可煮食或炒食，亦可做成菜汤或者凉拌食用；熬煮时间不宜过长，以免损失营养。小白菜一般人皆可食用，但脾胃虚寒、大便溏薄者不宜食用小白菜。

包菜

● **别名** 圆白菜、卷心菜、结球甘蓝、莲花白

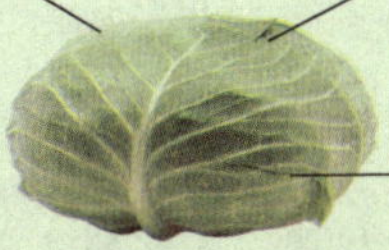

● **性味** 性平，味甘。

● **归经** 归脾、胃经。

【选购】以结球紧实，修整良好，无老帮、焦边、侧芽萌发，无病虫害损伤的包菜为佳。

◎相宜搭配

包菜+猪肉 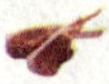 ▶**补充营养，通便**

包菜+辣椒 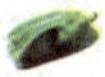 ▶**帮助消化**

包菜+鲤鱼 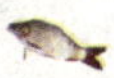 ▶**改善妊娠水肿**

◎食疗功效 包菜有补骨髓、润脏腑、益心力、壮筋骨、祛结气、清热止痛、增强食欲、促进消化、预防便秘的功效，对睡眠不佳、失眠多梦、耳目不聪、皮肤粗糙、皮肤过敏、胃脘疼痛等病症患者有食疗作用。

食用建议 一般人群均可食用，特别适合胃及十二指肠溃疡患者、糖尿病患者、容易骨折的老年人食用。但皮肤瘙痒性疾病、咽部充血患者不宜食用。

菠菜

别名 赤根菜、鹦鹉菜、波斯菜、菠稜菜

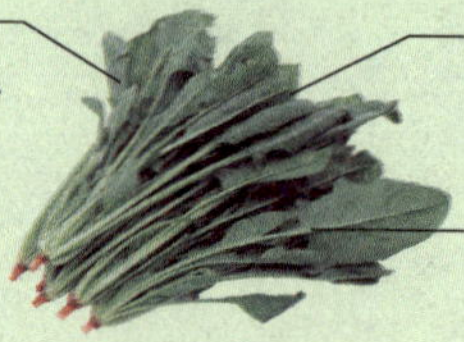

性味 性凉，味甘、辛。

归经 归大肠、胃经。

【选购】宜选择个大、叶柄粗、叶片肥大的菠菜。

◎相宜搭配

菠菜+猪肝 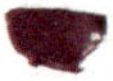 ▶提供丰富的营养

菠菜+鸡蛋 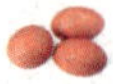 ▶预防贫血、营养不良

菠菜+花生 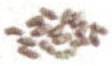 ▶美白皮肤

◎食疗功效 菠菜具有促进肠道蠕动，利于排便的作用，对于痔疮、慢性胰腺炎、便秘、肛裂等病症有食疗作用，能促进生长发育、增强抗病能力，促进人体新陈代谢，延缓衰老。

食用建议 电脑工作者，糖尿病患者，高血压患者，便秘者，贫血者，坏血病患者，皮肤粗糙、过敏者宜食。肾炎、肾结石、脾虚便溏者不宜食用。

芹菜

别名 蒲芹、香芹

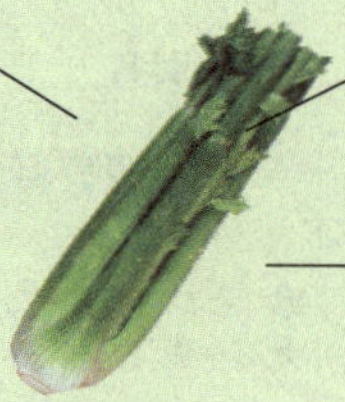

性味 性凉，味甘、辛。

归经 归肺、胃、经。

【选购】以梗短而粗壮，菜叶翠绿而稀少者，色泽鲜绿，叶柄厚，茎部稍呈圆形，内侧微向内凹为佳。

◎相宜搭配

芹菜+牛肉 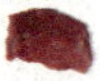 ▶增强免疫

芹菜+莲藕 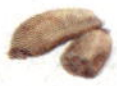 ▶调理经血

芹菜+羊肉 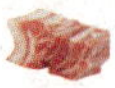 ▶强身健体

◎食疗功效 芹菜具有清热除烦、平肝、利水消肿、凉血止血的功效，对高血压、头痛、头晕、暴热烦渴、黄疸、水肿、小便热涩不利、妇女月经不调、赤白带下、痄腮等病症有食疗作用。

食用建议 高血压、动脉硬化、缺铁性贫血患者及经期妇女宜食。脾胃虚寒、肠滑不固者不宜食用。婚育期男士应少吃芹菜，因为芹菜具有杀精功能。

西红柿

● **别名**
番茄、番李子、洋柿子、毛腊果

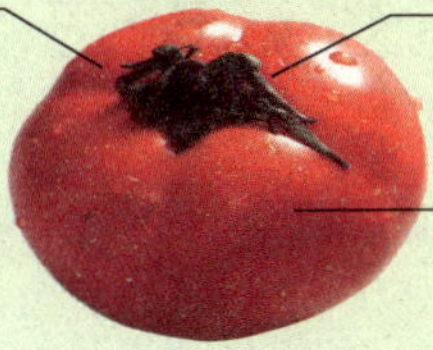

● **性味**
性凉，味甘、酸。

● **归经**
归肺、肝、胃经。

【选购】以个大、饱满、色红成熟、紧实者为佳。

◎相宜搭配

西红柿+芹菜 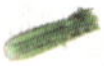 ▶**降压、健胃消食**

西红柿+鸡蛋 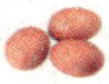 ▶**抗衰防老**

西红柿+蜂蜜  ▶**补血养颜**

◎食疗功效 西红柿具有止血、降压、利尿、健胃消食、生津止渴、清热解毒、凉血平肝的功效，可以用于辅助治疗宫颈癌、膀胱癌、胰腺癌等，另外，还能美容和治愈口疮。

食用建议 热性病发热、口渴、食欲不振、习惯性牙龈出血、贫血、头晕、心悸、高血压、急慢性肝炎、急慢性肾炎、夜盲症和近视眼患者宜食。急性肠炎、细菌性痢疾及溃疡活动期病人不宜食用。

竹笋

● **别名**
笋、闽笋

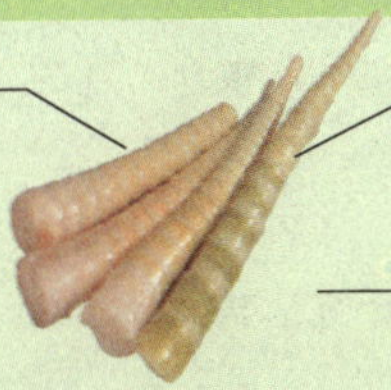

● **性味**
性微寒，味甘。无毒。

● **归经**
归胃、大肠经。

【选购】节与节之间的距离越近的竹笋越嫩，外壳色泽鲜黄或淡黄略带粉红，笋壳完整且饱满光洁者为佳。

◎相宜搭配

竹笋+鸡肉 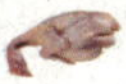 ▶**暖胃益气、补精填髓**

竹笋+鲫鱼 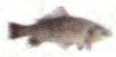 ▶**辅助治疗小儿麻痹**

竹笋+莴笋  ▶**治疗肺热痰火**

◎食疗功效 竹笋具有清热化痰、益气和胃、治消渴、利水道、利膈爽胃、帮助消化、去食积、防便秘等功效。另外，竹笋含脂肪、淀粉很少，属天然低脂、低热量食品，是肥胖者减肥的佳品。

食用建议 一般人群均可食用。肥胖者、习惯性便秘者、糖尿病患者、心血管疾病患者宜食。但慢性肾炎、泌尿系结石、寒性疾病患者不宜食用。

西蓝花

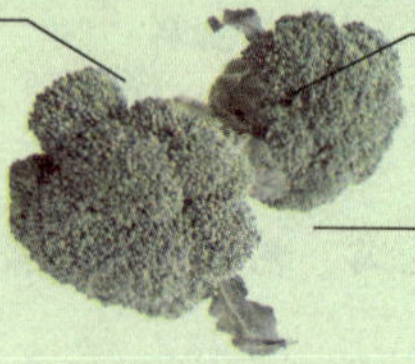

● 别名
花椰菜、青花菜

● 性味
性凉，味甘。

● 归经
入肾、脾、胃经。

【选购】选购西蓝花以菜株翠绿、花蕾紧密结实的为佳。

◎相宜搭配

西蓝花+胡萝卜 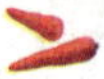 ▶预防消化系统疾病

西蓝花+西红柿 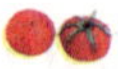 ▶防癌抗癌

西蓝花+枸杞 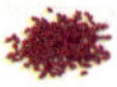 ▶有利营养吸收

西蓝花+黑木耳  ▶营养丰富

西蓝花+虾仁 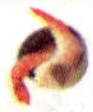 ▶治肾阳不足、体虚

◎食疗功效 西蓝花有爽喉、开音、润肺、止咳的功效。长期食用可以减少乳腺癌、直肠癌及胃癌等癌症的发病概率。其次，西蓝花能够阻止胆固醇氧化，防止血小板凝结成块，从而减少心脏病与脑卒中的危险。

食用建议 在吃之前，可将西蓝花放在盐水里浸泡几分钟，有助于去虫和除残留农药。口干口渴、消化不良、食欲不振、大便干结者，癌症患者，肥胖者，体内缺乏维生素K者宜食。尿路结石者不宜食用。

韭菜

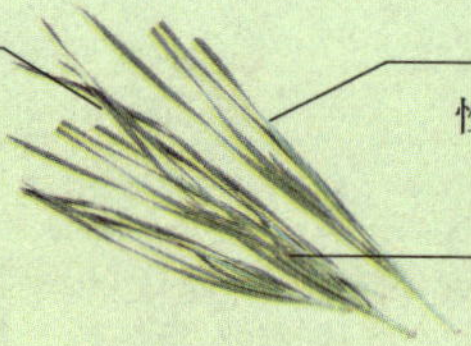

● 别名
韭、丰本、扁菜、懒人菜、起阳草

● 性味
性温，味甘、辛。

● 归经
归肝、肾经。

【选购】选购韭菜以叶直、鲜嫩翠绿者为佳。

◎相宜搭配

韭菜+豆腐 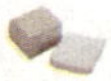 ▶治疗便秘

韭菜+绿豆芽  ▶通便补虚

韭菜+鸡蛋 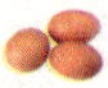 ▶补肾、止痛

◎食疗功效 韭菜能温肾助阳、益脾健胃、行气理血。韭菜中的含硫化合物具有降血脂及扩张血脉的作用，还能使黑色素细胞内酪氨酸系统功能增强，从而改变皮肤毛囊的黑色素，消除皮肤白斑，并使头发乌黑发亮。

食用建议 夜盲症、干眼病患者，体质虚寒、皮肤粗糙、便秘、痔疮患者宜食。消化不良、肠胃功能较弱者，眼疾、胃病患者不宜食用。韭菜有壮阳作用，儿童不宜食用。

韭黄

● **别名**
韭芽、黄韭芽、黄韭、韭菜白

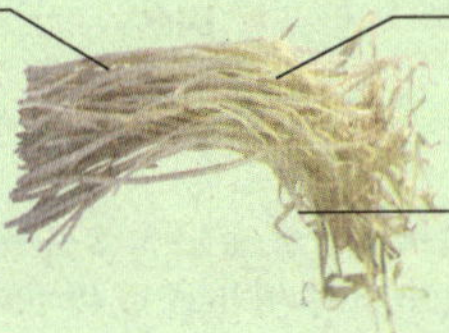

● **性味**
性温，味甘。

● **归经**
归肝、胃、肾经。

【选购】 选购以叶片无枯萎、腐烂、无绿色的为好。

◎相宜搭配

韭黄+鲜虾  ▶**壮阳**

韭黄+平菇 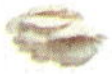 ▶**助消化、提高免疫力**

韭黄+豆腐 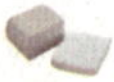 ▶**对心血管疾病有疗效**

◎食疗功效 韭黄含有挥发性精油及硫化物等特殊成分，能散发出一种独特的辛香气味，有助于舒肝调气、增强消化功能。另外，韭黄还有驱寒散瘀、健胃、提神、止汗固涩、补肾助阳、固精、增强体力、续筋骨、疗损伤等食疗作用，肾虚阳痿、胃寒呕吐、腰膝酸软、便秘患者亦可常食韭黄，均有很好的食疗效果。

食用建议 一般人群均能食用。适宜便秘、产后乳汁不足女性、寒性体质等人群 。但多食会上火且不易消化，因此阴虚火旺、有眼病和胃肠虚弱的人不宜多食。

芦笋

● **别名**
青芦笋

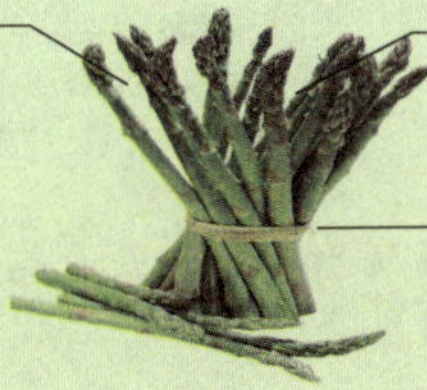

● **性味**
性凉，味苦、甘。

● **归经**
归肺经。

【选购】 以全株形状正直、笋尖花苞紧密、不开芒，未长腋芽，没水伤腐臭味，表皮鲜亮不萎缩，细嫩粗大者为佳。

◎相宜搭配

芦笋+冬瓜 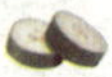 ▶**降压降脂**

芦笋+百合  ▶**降压降脂**

芦笋+银杏 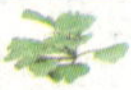 ▶**治疗心脑血管疾病**

芦笋+海参 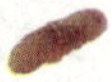 ▶**防癌抗癌**

◎食疗功效 经常食用芦笋，对心脏病、高血压、心律不齐、疲劳症、水肿、膀胱炎、排尿困难、胆结石、肝功能障碍和肥胖等病症有一定的疗效。其次，芦笋可以使细胞生长正常化，具有防止癌细胞扩散的功能。

食用建议 高血压、高脂血、癌症、动脉硬化患者，体质虚弱、气血不足、营养不良、贫血、肥胖、习惯性便秘者及肝功能不全、肾炎水肿、尿路结石者宜食。痛风者不宜食用。

莴笋

别名
莴苣、白苣、莴菜、千金菜

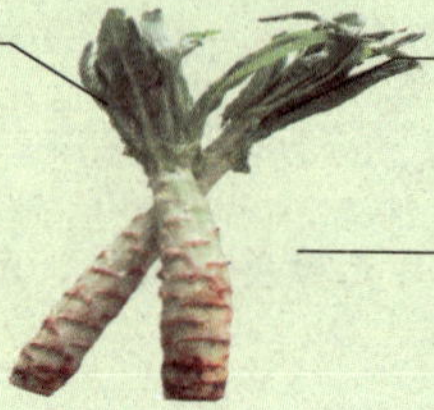

性味
性凉，味甘、苦。

归经
归胃、膀胱经。

【选购】 应选茎粗大、肉质细嫩、多汁新鲜、无枯叶、无空心、中下部稍粗或成棒状、叶片不弯曲、无黄叶、不发蔫的、不苦涩的。

◎相宜搭配

莴笋+蒜苗 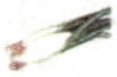 ▶预防高血压

莴笋+竹笋 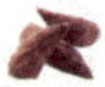 ▶辅助治疗肺热痰火

莴笋+香菇 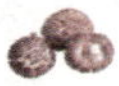 ▶利尿通便

莴笋+猪肉 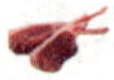 ▶补脾益气

◎食疗功效 莴笋有增进食欲、刺激消化液分泌、促进胃肠蠕动等功能，具有促进利尿、降低血压、预防心律失常的作用。此外，莴笋能改善消化系统和肝脏功能，有助于抵御风湿性疾病。

食用建议 小便不通、尿血、水肿、糖尿病、肥胖、神经衰弱症、高血压、心律不齐、失眠患者，妇女产后缺奶或乳汁不通者宜食。多动症儿童，眼病、痛风、脾胃虚寒、腹泻便溏患者不宜食用。

红薯

别名
番薯、甘薯、山芋、白薯、金薯、甜薯

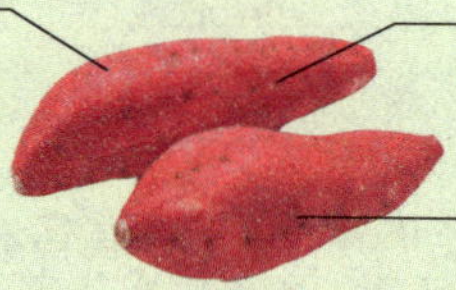

性味
性平，微凉，味甘。

归经
归脾、胃经。

【选购】 优先挑选纺锤形状，表面看起来光滑，闻起来没有霉味的红薯。

◎相宜搭配

红薯+粳米 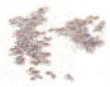 ▶益气健脾、润肠通便

红薯+杏仁 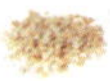 ▶润肺止咳、润肠通便

红薯+白菜 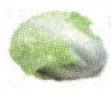 ▶降低血糖、通便

◎食疗功效 红薯能供给人体大量的黏液蛋白、糖、维生素C和维生素A，因此具有补虚乏、益气力、健脾胃、强肾阴以及和胃、暖胃、益肺等功效。常吃红薯能防止肝脏和肾脏中的结缔组织萎缩，预防胶原病的发生。

食用建议 一般人均适宜食用。吃红薯不仅不会发胖，相反能够减肥、健美、防止亚健康、通便排毒，但胃及十二指肠溃疡及胃酸过多的患者不宜多食。

马蹄

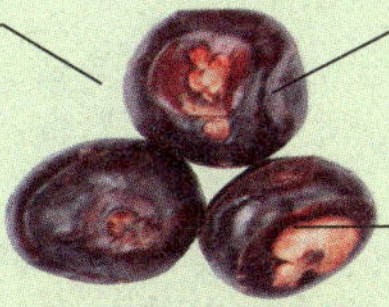

别名：荸荠、乌芋、地栗、地梨

性味：性微凉，味甘。

归经：归肺、胃、大肠经

【选购】**选购时，应选择个体大，外皮呈深紫色而且芽短粗的。**

◎相宜搭配

马蹄+核桃仁 ▶有利于消化	马蹄+香菇 ▶补气强身，益胃助食
马蹄+黑木耳 ▶补气强身，益胃助食	马蹄+玉米须 ▶清热生津、利尿消肿
马蹄+核桃 ▶润肺止咳	马蹄+胡萝卜 ▶降低血压，防癌抗癌

◎食疗功效 马蹄具有清热解毒、凉血生津、利尿通便、化湿祛痰、消食除胀的功效，对黄疸、痢疾、小儿麻痹、便秘等疾病有食疗作用。另外，马蹄含有一种抗菌成分，对降低血压有一定的效果此外，马蹄还对癌症有预防作用。

食用建议 儿童、发热病人、肺癌及食管癌患者宜食。由于马蹄性寒，体弱者及小儿遗尿患者不宜食用。此外，生吃马蹄要注意卫生，食前要清洗干净，最好用开水烫过。

洋葱

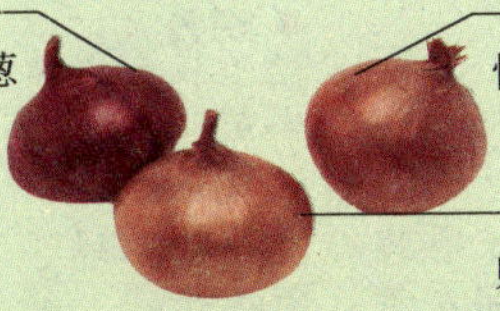

别名：玉葱、葱头、洋葱头、圆葱

性味：性温，味甘、微辛。

归经：归肝、脾、胃经。

【选购】**挑选球体完整、没有裂开或损伤、表皮完整光滑的洋葱。**

◎相宜搭配

洋葱+火腿 ▶防止有害物质的生成	洋葱+猪肉 ▶滋阴润燥
洋葱+大蒜 ▶防癌抗癌	洋葱+玉米 ▶降压降脂
洋葱+鸡肉 ▶延缓衰老	

◎食疗功效 洋葱具有散寒、健胃、发汗、祛痰、杀菌、降血脂、降血压、降血糖、抗癌之功效。常食洋葱可以长期稳定血压、降低血管脆性、保护人体动脉血管，还能帮助防治流行性感冒。

食用建议 高血压、高血脂、动脉硬化、糖尿病、癌症、急慢性肠炎、痢疾等病症患者以及消化不良、饮食减少和胃酸不足者宜食。皮肤瘙痒性疾病、眼疾以及胃炎、热病患者不宜食用。

青椒

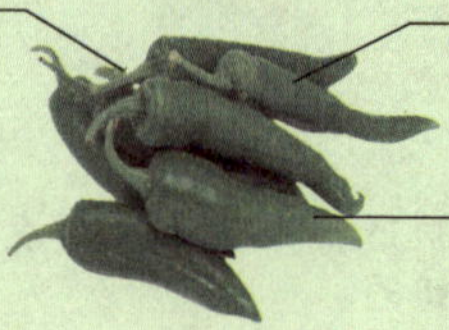

别名 甜椒、大椒、菜椒、灯笼椒、柿子椒

性味 性热，味辛。

归经 归心、脾经。

【选购】选购青椒的时候，要选择外形饱满、色泽浅绿、有光泽、肉质细腻、气味微辣略甜、用手掂感觉有分量的。

◎相宜搭配

- 青椒+鳝鱼 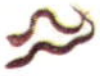 ▶可开胃爽口
- 青椒+肉类 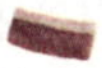 ▶促进消化和吸收
- 青椒+苦瓜 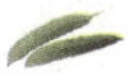 ▶美容养颜
- 青椒+紫甘蓝 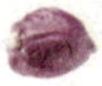 ▶促进肠胃蠕动
- 青椒+空心菜 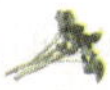 ▶降压止痛

◎食疗功效 青椒具有温中下气、散寒除湿的功效，能增强人的体力，缓解因工作、生活压力造成的疲劳。其特有的味道和所含的辣椒素有刺激唾液和胃液分泌的作用，能增强食欲，帮助消化，促进肠蠕动，防治便秘。

食用建议 食欲不佳、伤风感冒、风湿性疾病患者宜食。眼疾、食管炎、胃肠炎、胃溃疡、痔疮、火热病症、阴虚火旺、高血压、肺结核等病症患者不宜食用。

蒜薹

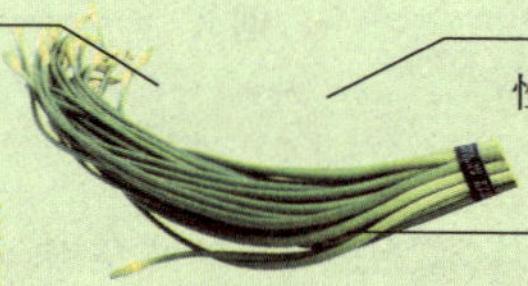

别名 蒜毫、青蒜、蒜苗

性味 性平，味甘，无毒。

归经 归肺、脾经。

【选购】应挑选长条脆嫩、枝条浓绿、茎部白嫩者。根部发黄、顶端开花、纤维粗的则不宜购买。

◎相宜搭配

- 蒜薹+莴笋 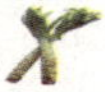 ▶预防高血压
- 蒜薹+香干 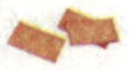 ▶平衡营养
- 蒜薹+虾仁  ▶美容养颜
- 蒜薹+猪肝 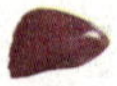 ▶缓解大脑疲劳

◎食疗功效 蒜薹中所含的大蒜素、大蒜新素可以抑制金黄色葡萄球菌、痢疾杆菌、大肠杆菌等细菌的生长繁殖；蒜薹中含有丰富的维生素C，具有明显的降血脂及预防冠心病和动脉硬化的作用。

食用建议 蒜薹能刺激大肠排便，调治便秘，多食用蒜薹能预防痔疮的发生，降低痔疮复发的次数，并对轻中度痔疮有一定的疗效。但肝病患者及消化能力弱者不宜多食。

花菜

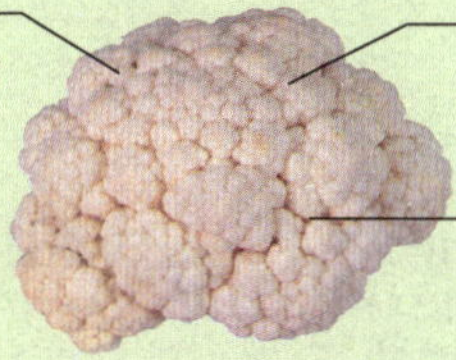

● **别名**
菜花、花椰菜、球花甘蓝

● **性味**
性凉，味甘。

● **归经**
归肝、肺经。

【选购】以花球周边未散开，无异味、无毛花的为佳。

◎相宜搭配

花菜+蜂蜜  ▶止咳润肺	花菜+香菇 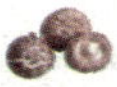 ▶降低血脂
花菜+辣椒 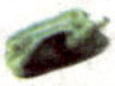 ▶防癌抗癌	

◎食疗功效 花菜具有爽喉、开音、润肺、止咳等功效。花菜是含有类黄酮最多的食物之一，可以防止感染，阻止胆固醇氧化，防止血小板凝结成块，从而减少心脏病和脑卒中的危险。常吃花菜还可以增强肝脏的解毒能力。

食用建议 吃花椰菜时，要多嚼几下，这样才更有利于营养的吸收。食欲不振者、大便干结者、少年儿童、癌症患者适宜食用。尿路结石者不宜多食。

马齿苋

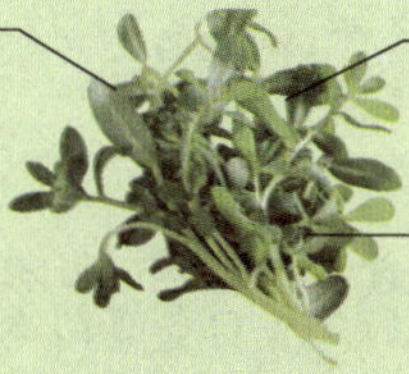

● **别名**
长寿菜、酸米菜、马齿菜、五行草

● **性味**
性寒，味甘酸。

● **归经**
归心、肝、脾、大肠经。

【选购】选择叶片厚实、水分充足、鲜嫩肥厚多汁的马齿苋。

◎相宜搭配

马齿苋+绿豆  ▶消暑解渴、止痢	马齿苋+莲藕 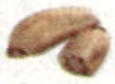 ▶清热解毒、凉血止咳
马齿苋+蜂蜜  ▶治疗痢疾	

◎食疗功效 马齿苋具有清热解毒、消肿止痛的功效。马齿苋对肠道传染病，如肠炎、痢疾等，有独特的食疗作用。马齿苋还有消除尘毒、防止吞噬细胞变形和坏死，杜绝矽结节形成，防止硅沉着病发生的功能。

食用建议 肠炎、痢疾、尿血、尿道炎、湿疹、皮炎、赤白带下、痔疮等患者宜食。马齿苋性寒，脾胃虚寒者不宜食用。马齿苋有滑胎作用，孕妇禁食。

黄豆芽

● **别名**
如意菜

● **性味**
性凉，味甘。

● **归经**
归脾、大肠经。

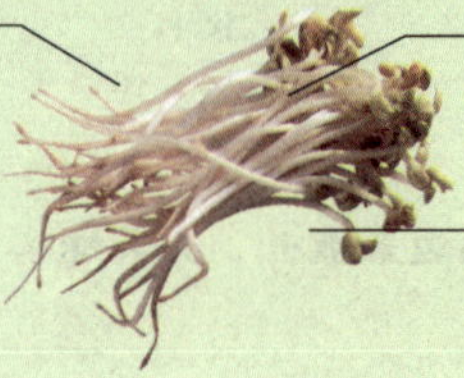

【选购】最好选购顶芽大、茎长、有须根的豆芽比较安全。特别雪白和有刺激味道的豆芽建议不要购买。

◎相宜搭配

黄豆芽+黑木耳 ▶**提供全面营养**	黄豆芽+鲫鱼 ▶**有利催乳**
黄豆芽+榨菜 ▶**增进食欲**	黄豆芽+牛肉 ▶**预防感冒，防止中暑**

◎食疗功效 黄豆芽具有清热明目、补气养血、消肿除痹、祛黑痣、治疣赘、润肌肤、防止牙龈出血及心血管硬化以及降低胆固醇等功效，对脾胃湿热、大便秘结、寻常疣、高血脂等症有食疗作用。

食用建议 一般人均可食用。胃中积热、妇女妊娠、高血压、癌症、癫痫、肥胖、便秘、痔疮患者宜食。黄豆芽性凉，慢性腹泻、脾胃虚寒者不宜多食。

绿豆芽

● **别名**
绿豆菜

● **性味**
性凉，味甘。

● **归经**
归胃、三焦经。

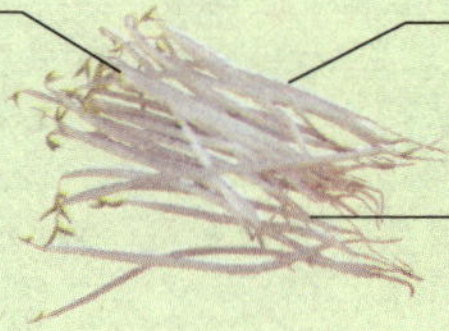

【选购】最好选购顶芽大、茎长、有须根的豆芽比较安全。特别雪白和有刺激味道的豆芽建议不要购买。

◎相宜搭配

绿豆芽+猪肚 ▶**降低胆固醇吸收**	绿豆芽+鸡肉 ▶**降低心血管疾病发病率**
绿豆芽+韭菜 ▶**解毒，补肾，减肥**	绿豆芽+鲫鱼 ▶**通乳汁**

◎食疗功效 绿豆芽的营养价值比绿豆高。绿豆芽中含维生素C、优质植物性蛋白、维生素B_1、维生素B_2、钙、钾、磷和铁等丰富的矿物质。绿豆芽具有清暑热、通经脉、解诸毒的功效，还可用于补肾、利尿、消肿、滋阴壮阳、调五脏、美肌肤、利湿热、降血脂、软化血管。

食用建议 一般人均可食用。湿热郁滞、食少体倦、热病烦渴、大便秘结、小便不利、目赤肿痛、口鼻生疮等患者宜食。脾胃虚寒者不宜多食。

豇豆

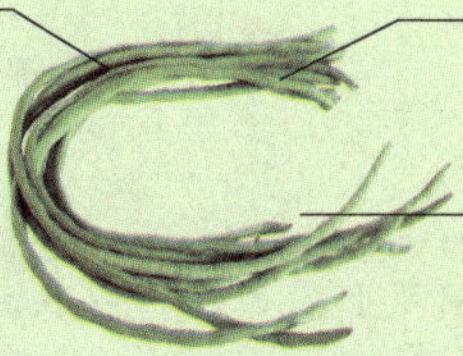

● 别名
长豆角、长子豆、豆角

● 性味
性平，味甘。

● 归经
归脾、肾经。

【选购】 宜选购新鲜豇豆，应及时保鲜收藏，一般采用塑料袋密封保鲜。温度应保持在10~25℃之间。

◎相宜搭配

豇豆+大蒜 ▶防治高血压	豇豆+香菇 ▶益气补虚
豇豆+虾皮 ▶健胃补肾、理中益气	豇豆+粳米 ▶补肾健脾、除湿利尿
豇豆+茄子 ▶治脾虚湿盛、带下病	豇豆+猪肉 ▶降糖降压

◎食疗功效 豇豆含丰富的B族维生素、维生素C和植物蛋白质，能使人头脑宁静。常食可帮助调理消化系统，消除胸膈胀满，可防治急性肠胃炎，呕吐腹泻，还具有解渴健脾、补肾止泄、益气生津的功效。

食用建议 一般人均可食用。尤其适合糖尿病、肾虚、尿频、遗精及一些妇科功能性疾病患者多食。但气滞便结者应慎食。

白萝卜

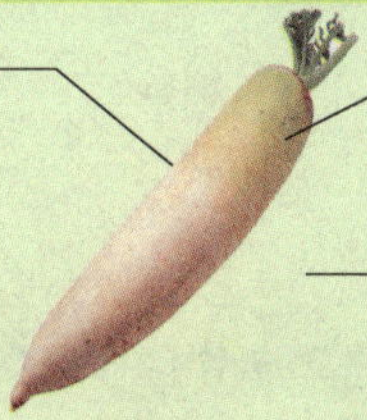

● 别名
莱菔、罗菔

● 性味
性凉，味辛、甘。

● 归经
归肺、胃经。

【选购】 以个体大小均匀、根形圆整、表面光滑的为优。

◎相宜搭配

白萝卜+紫菜 ▶清肺热、治咳嗽	白萝卜+羊肉 ▶降低血脂
白萝卜+豆腐 ▶促吸收	

◎食疗功效 白萝卜能促进新陈代谢、增强食欲、化痰清热、帮助消化、化积滞，对食积腹胀、咳痰失音、吐血、消渴、痢疾、头痛、排尿不利等症有食疗作用。常吃可降低血脂、软化血管、稳定血压，还可预防冠心病、动脉硬化、胆石症等疾病。

食用建议 头屑多、头皮痒者，咳嗽者，鼻出血者宜食。阴盛偏寒体质、脾胃虚寒、胃及十二指肠溃疡、慢性胃炎患者及先兆流产、子宫脱垂者不宜食用。

胡萝卜

● **别名**
红萝卜、金笋、丁香萝卜

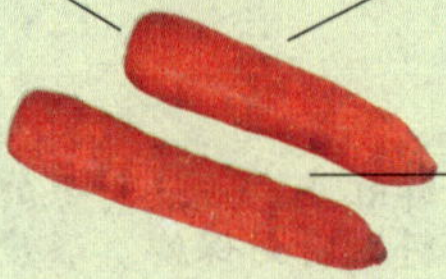

● **性味**
性平，味甘、涩。

● **归经**
归心、肺、脾、胃经。

【**选购**】要选根粗大、心细小，质地脆嫩、外形完整的胡萝卜。另外，以表面光泽、感觉沉重的为佳。

◎相宜搭配

胡萝卜+香菜 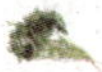 ▶**开胃消食**

胡萝卜+绿豆芽  ▶**排毒瘦身**

胡萝卜+菠菜 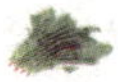 ▶**防止中风**

◎食疗功效 胡萝卜有健脾和胃、补肝明目、清热解毒、壮阳补肾、透疹、降气止咳等功效，对于肠胃不适、便秘、夜盲症、性功能低下、麻疹、百日咳、小儿营养不良等症状有食疗作用。

食用建议 胡萝卜油炒或者加油凉拌，有利于胡萝卜素的吸收。癌症、高血压、夜盲症、干眼症、营养不良、食欲不振、皮肤粗糙者宜食。脾胃虚寒者不宜多食。

冬瓜

● **别名**
白瓜、白冬瓜、枕瓜

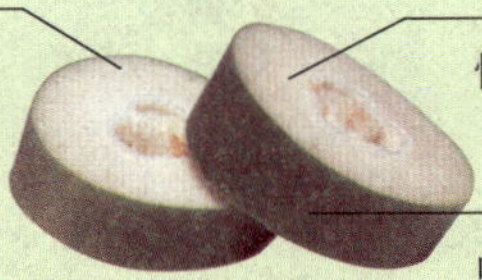

● **性味**
性凉，味甘。

● **归经**
归肺、大肠、小肠、膀胱经。

【**选购**】挑选时用手指掐一下，皮较硬，肉质密，种子成熟变成黄褐色的冬瓜口感较好。

◎相宜搭配

冬瓜+海带  ▶**降低血压**

冬瓜+甲鱼  ▶**润肤、明目**

冬瓜+芦笋 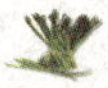 ▶**降低血脂**

◎食疗功效 冬瓜具有清热解毒、利水消肿、减肥美容的功效，能减少体内脂肪，有利于减肥。常吃冬瓜，还可以使皮肤光洁，另外，冬瓜对慢性支气管炎、肠炎、肺炎等感染性疾病有一定的治疗作用。

食用建议 心烦气躁、热病口干烦渴、小便不利者宜食。冬瓜性凉，脾胃虚弱、肾脏虚寒、久病滑泄、阳虚肢冷者不宜食用。

苦瓜

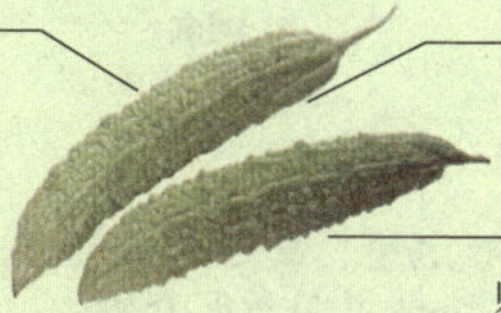

● 别名

凉瓜、癞瓜

● 性味

性寒，味苦。

● 归经

归心、肝、脾、胃经。

【选购】苦瓜身上一粒一粒的果瘤，是判断苦瓜好坏的特征。颗粒越大越饱满，表示瓜肉也越厚。

◎相宜搭配

苦瓜+辣椒 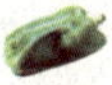 ▶排毒瘦身

苦瓜+茄子 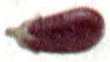 ▶延缓衰老、益气壮阳

苦瓜+鸡蛋 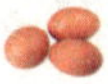 ▶促进骨骼、牙齿健康

◎食疗功效 具有清暑除烦、解毒、明目、降低血糖、补肾健脾、益气壮阳、提高机体免疫力的功效。对治疗痢疾、疮肿、热病烦渴、痱子过多、眼结膜炎、小便短赤等病有一定的疗效。还可加速伤口愈合，多食有助于皮肤细嫩柔滑。

食用建议 切好的苦瓜入开水中焯一下或者放入无油的热锅中干煸一会可减轻它的苦味。糖尿病、癌症、痱子患者宜食。苦瓜性凉，脾胃虚寒者不宜食。苦瓜含奎宁，会刺激子宫收缩，引起流产，孕妇慎食。

黄瓜

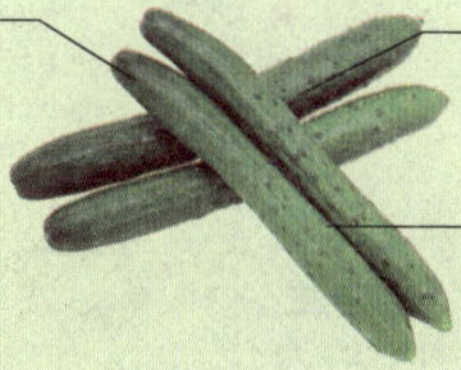

● 别名

胡瓜、青瓜

● 性味

性凉，味甘。

● 归经

归肺、胃、大肠经。

【选购】选购黄瓜，色泽应亮丽，以外表有刺状凸起，而且黄瓜头上顶着新鲜黄花的为最好。

◎相宜搭配

黄瓜+醋  ▶开胃消食

黄瓜+土豆 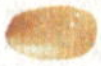 ▶排毒瘦身

黄瓜+豆腐  ▶降低血脂

◎食疗功效 黄瓜具有除湿、利尿、降脂、镇痛、促消化的功效。尤其是黄瓜中所含的纤维素能促进肠内腐败食物排泄，而所含的丙醇、乙醇和丙醇二酸还能阻止糖类物质转化为脂肪，对肥胖者和高血压、高血脂患者有利。

食用建议 黄瓜尾部含较多苦味素，有抗癌的作用，烹饪时可保留。热病患者，肥胖、高血压、高血脂、水肿、癌症、嗜酒者及糖尿病患者适宜食用。脾胃虚弱、胃寒、腹痛腹泻、肺寒咳嗽者不宜多食。

南瓜

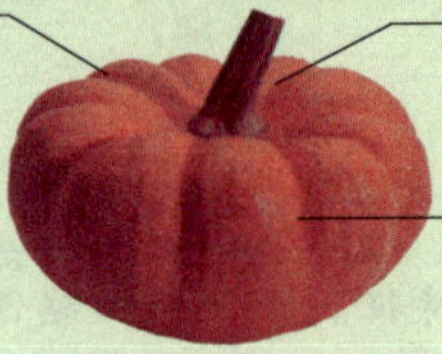

● **别名**
麦瓜、番瓜、倭瓜、金冬瓜

● **性味**
性温，味甘。

● **归经**
归脾、胃经。

【选购】挑选外形完整，最好是瓜梗蒂连着瓜身者为佳，这样说明南瓜新鲜。

◎相宜搭配

南瓜+牛肉  ▶**补脾健胃、解毒止痛**	南瓜+猪肉 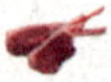 ▶**预防糖尿病**
南瓜+山药 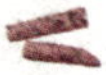 ▶**提神补气**	

◎食疗功效 南瓜中胡萝卜素含量较高，可保护眼睛。南瓜具有润肺益气、化痰、消炎止痛、降低血糖、驱虫解毒、保肝降压、止喘、美容等功效。可减少粪便中毒素对人体的危害，防止结肠癌的发生。

食用建议 糖尿病、前列腺肥大、动脉硬化、胃黏膜溃疡、肋间神经痛、蛔虫病、肥胖者、便秘者以及中老年人适宜食用。有脚气、黄疸、时病疳症、下痢胀满、产后痧痘、气滞湿阻病症患者不宜多食。

茄子

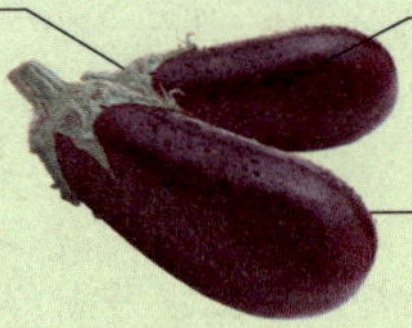

● **别名**
茄瓜、白茄、紫茄、昆仑瓜、落苏矮瓜

● **性味**
性凉，味甘。

● **归经**
归脾、胃、大肠经。

【选购】茄子以果型均匀周正，老嫩适度，无裂口、腐烂、锈皮、斑点，皮薄、子少、肉厚、细嫩的为佳。

◎相宜搭配

茄子+猪肉 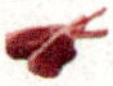 ▶**维持血压**	茄子+苦瓜  ▶**清心明目**
茄子+黄豆 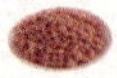 ▶**强身健体**	茄子+羊肉 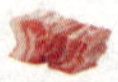 ▶**预防心血管疾病**

◎食疗功效 茄子具有活血化瘀、清热消肿、宽肠之效，适用于肠风下血、热毒疮痈、皮肤溃疡等。茄子含有黄酮类化合物，能抗氧化，防止细胞癌变，同时可降低胆固醇，预防动脉硬化、调节血压、保护心脏。

食用建议 发热、咯血、便秘、高血压、动脉硬化、坏血病、眼底出血、皮肤紫斑症等容易内出血的人适宜食用。虚寒腹泻、皮肤疮疡、目疾患者以及孕妇不宜多食。

莲藕

● **别名**
水芙蓉、莲根、藕丝菜

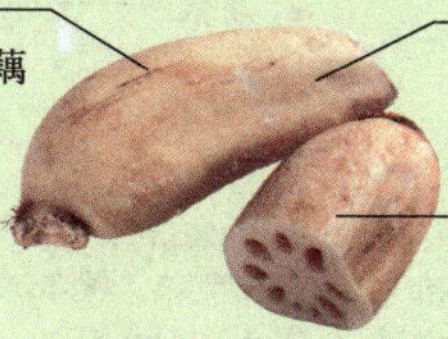

● **性味**
性凉，味辛、甘。

● **归经**
归肺、胃经。

【选购】**以外皮呈黄褐色、较长、较粗壮的、有清香味的为好。**

◎相宜搭配

莲藕+猪肉  ▶**滋阴血、健脾胃**

莲藕+生姜 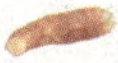 ▶**止呕**

莲藕+鳝鱼  ▶**强肾壮阳**

莲藕+羊肉 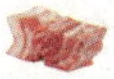 ▶**润肺补血**

◎食疗功效 莲藕具有滋阴养血、补中养神的功效，可以补五脏之虚、强壮筋骨、补血养血、解热毒。生食能清热润肺、凉血行淤；熟食可健脾开胃、止泄固精，常食可延年益寿。

食用建议 体弱多病、营养不良、高热病人、吐血者以及高血压、肝病、食欲不振、缺铁性贫血者适宜食用，女子非经期出血过多症也可长期食用。脾胃消化功能低下、大便溏泄者及产妇不宜多食。

山药

● **别名**
怀山药、淮山药、土薯、山薯、玉延

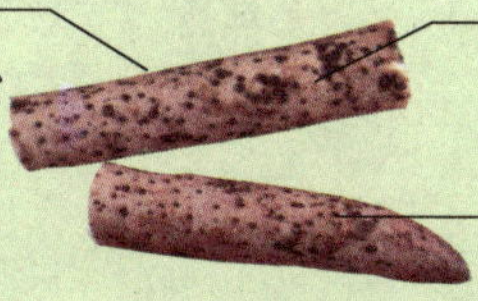

● **性味**
性平，味甘。

● **归经**
归肺、脾、肾经。

【选购】**山药要挑选表皮光滑无伤痕、薯块完整肥厚、颜色均匀有光泽、不干枯、无根须的。**

◎相宜搭配

山药+芝麻  ▶**预防骨质疏松**

山药+玉米 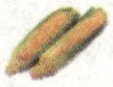 ▶**增强人体免疫力**

山药+红枣 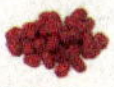 ▶**补血养颜**

◎食疗功效 山药具有健脾补肺、益胃补肾、固肾益精、聪耳明目、助五脏、强筋骨、长志安神、延年益寿的功效。对脾胃虚弱、倦怠无力、食欲不振、久泻久痢、肺气虚燥、下肢痿弱、消渴尿频、遗精早泄、肥胖等病症有食疗作用。

食用建议 将山药去皮时应戴手套，否则会麻手。食用山药一般无明显禁忌，但其有收敛作用，患感冒、大便燥结及肠胃积滞者不宜食用。糖尿病腹胀、病后虚弱、慢性肾炎、长期腹泻者适宜食用。

芋头

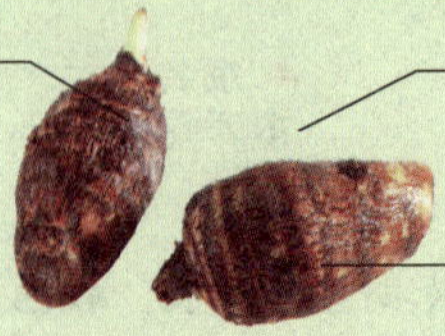

● 别名
青芋、芋艿

● 性味
性平，味甘、辛。

● 归经
归大肠、胃经。

【选购】选择较结实，且没有斑点的芋头。可借由果肉切口检查是否新鲜，然而判断果肉品质的最佳方法是将芋头切半。

◎相宜搭配

芋头+大枣 ▶补血养颜	芋头+芹菜 ▶补气虚、增食欲
芋头+牛肉 ▶防治食欲不振	芋头+猪肉 ▶营养价值高
芋头+鲫鱼 ▶治疗脾胃虚弱	

◎食疗功效 芋头具有益胃、宽肠、通便、解毒、补中益肝肾、消肿止痛、散结、调节中气、化痰、填精益髓等功效，对肿块、痰核、瘿瘤瘰疬、便秘等症有食疗作用。

食用建议 肠胃病、结核病、肿毒、牛皮癣、烫伤患者适宜食用。肾衰竭患者不宜多食。生芋头有小毒，食时必须煮熟透；生芋汁易引起局部皮肤过敏，可用姜汁擦拭以解之。

土豆

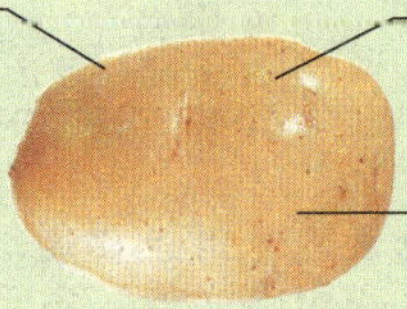

● 别名
山药蛋、洋番薯、洋芋、马铃薯

● 性味
性平，味甘。

● 归经
归胃、大肠经。

【选购】应选择个头结实、没有出芽、颜色单一的土豆。

◎相宜搭配

土豆+黄瓜 ▶有利身体健康	土豆+豆角 ▶除烦润燥
土豆+牛肉 ▶使酸碱平衡	

◎食疗功效 土豆具有和胃调中、健脾益气、补血强肾等多种功效。土豆富含维生素、钾、纤维素等，可预防癌症和心脏病，帮助通便，并能增强机体免疫力。经常吃土豆的人身体健康，衰老得慢。

食用建议 妇女白带不正常、皮肤瘙痒、急性肠炎、习惯性便秘、皮肤湿疹、心脑血管疾病患者适宜食用。糖尿病患者、腹胀者不宜多食。将新鲜土豆汁液直接涂敷于面部，增白作用十分显著。

肉禽类

肉禽类可分为畜肉和禽肉两种，前者包括猪肉、牛肉、羊肉和兔肉等，后者包括鸡肉、鸭肉和鹅肉等。与畜肉相比，禽肉结缔组织少，肉质细嫩，脂肪分布均匀，蛋白质的含量也更高，味道更是多种多样，是人们理想的食品。而畜肉以饱和脂肪酸为主，而且结缔组织较多，适合红烧和烹炒等。肉禽类食物中含有丰富的脂肪、蛋白质、矿物质和维生素，所含的糖类较植物性食物少，不含植物纤维素。本节主要介绍一些餐桌上比较常见的肉禽类食物基础知识以及食用时的注意事项供读者参考。

猪肉

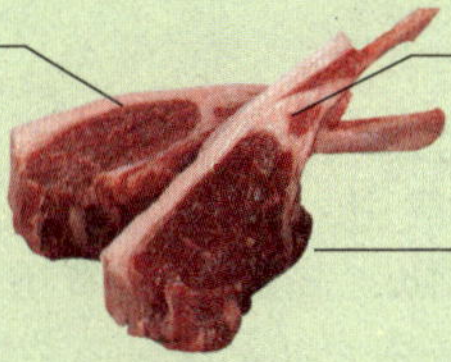

● **别名** 豕肉、豚肉、彘肉等

● **性味** 性温，味甘、咸。

● **归经** 归脾、胃、肾经。

【选购】新鲜猪肉有光泽，红色均匀，用手指压猪肉后凹陷部分能立即恢复。

◎相宜搭配

猪肉+芋头 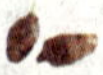 ▶滋阴润燥、养胃益气

猪肉+南瓜 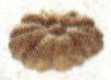 ▶降低血压

猪肉+红薯 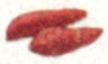 ▶降低胆固醇

猪肉+冬瓜 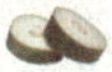 ▶开胃消食

猪肉+白菜 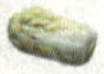 ▶开胃消食

◎食疗功效 含蛋白质、脂肪、糖类、磷、钙、铁、维生素B_1、维生素B_2、烟酸等成分。猪肉具有滋阴润燥、补虚养血、润肌肤、利二便和止消渴的功效，可辅助治疗热病伤津、消渴羸瘦、肾虚体弱、产后血虚、燥咳、便秘、补虚。猪肉既可提供血红素（有机铁）和促进铁吸收的半胱氨酸，又可提供人体所需的脂肪酸，所以能从食疗方面来改善缺铁性贫血。

食用建议 一般人都可食用。但不宜多食，肥肉尤其如此。多食则助热，使人体脂肪蓄积，身体肥胖，或血脂升高，以致动脉粥样硬化，产生冠心病、高血压等。故肥胖、血脂过高、冠心病、高血压者慎用。

猪蹄

● **别名**
猪脚、猪手、猪爪

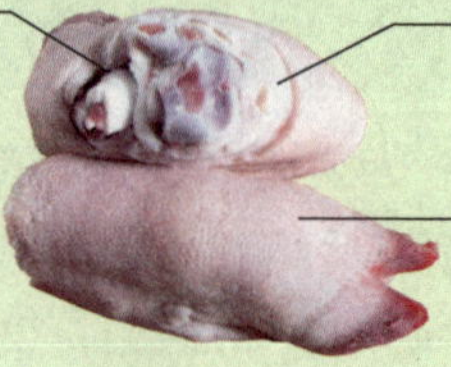

● **性味**
性平，味甘、咸。

● **归经**
归肾、胃经。

【选购】以肉皮色泽白亮并且富有光泽，无残留毛及毛根；以猪蹄肉色红润，肉质透明，质地紧密，富有弹性者为佳。

◎相宜搭配

猪蹄+木瓜 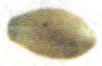 ▶**丰胸养颜**

猪蹄+花生 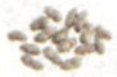 ▶**养血生精**

猪蹄+章鱼 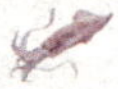 ▶**补肾**

◎食疗功效 猪蹄具有补虚弱、填肾精等功效，对延缓衰老和促进儿童生长发育具有特殊的作用，对老年人神经衰弱（失眠）等有良好的改善作用，是老人、女性和失血者的食疗佳品。

食用建议 血虚、老年体弱、产后缺奶、腰脚软弱无力、痈疽疮毒久溃不愈者适宜食用。猪蹄含脂肪量高，胃肠消化功能减弱的老年人不宜多食。动脉硬化、高血压患者慎食。

猪肝

● **别名**
血肝

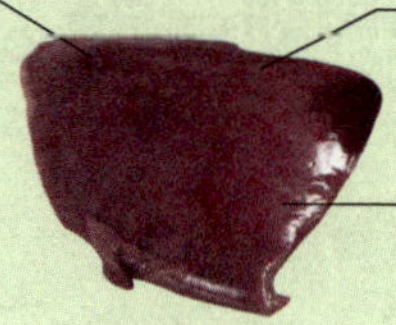

● **性味**
性温，味甘、苦。

● **归经**
归肝经。

【选购】选褐色或紫色，用手按压坚实有弹性，有光泽，无腥臭异味的。

◎相宜搭配

猪肝+韭菜 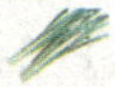 ▶**促进营养物质的吸收**

猪肝+苦瓜 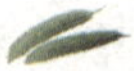 ▶**防癌抗癌**

猪肝+菠菜  ▶**改善贫血**

◎食疗功效 常食猪肝可预防眼睛干涩、疲劳，可调节和改善贫血病人造血系统的生理功能，还能帮助去除机体中的一些有毒成分。猪肝中所含的维生素C和微量元素硒，能增强人体的免疫力、抗氧化、防衰老。

食用建议 炒猪肝不要一味求嫩，否则既不能有效去毒，又不能杀死病菌、寄生虫卵。气血虚弱、面色萎黄、缺铁者，电脑工作者以及癌症患者适宜食用。高血压、肥胖症、冠心病及高血脂患者慎食。

猪骨

● **别名**
猪排骨、猪大骨

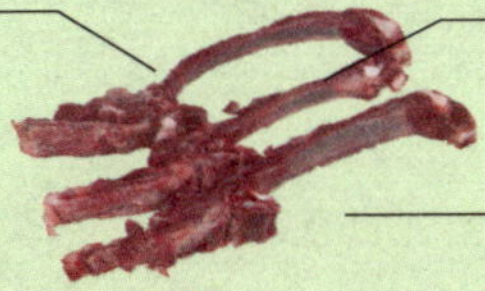

● **性味**
性温，味甘、咸。

● **归经**
归脾、胃经。

【选购】选购猪骨时，以肉质鲜红，闻起来无异味、并有猪肉独特鲜味的为佳。

◎相宜搭配

猪骨+西洋参 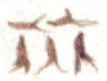 ▶引起中毒

猪骨+洋葱 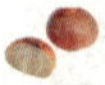 ▶阻碍钙质吸收

◎食疗功效 猪骨有补脾、润肠胃、生津液、丰机体、泽皮肤、补中益气、养血健骨的功效。儿童经常喝骨头汤，能及时补充人体所必需的骨胶原等物质，增强骨髓造血功能，有助于骨骼的生长发育。成人喝可延缓衰老。

食用建议 一般人皆可食用，尤其适合儿童和老年人食用。急性肠道炎感染者、感冒者不宜多食。若脾胃虚寒、消化欠佳之人食之，易引起胃肠饱胀或腹泻，故应在骨汤中加入生姜或胡椒。

猪肚

● **别名**
猪胃

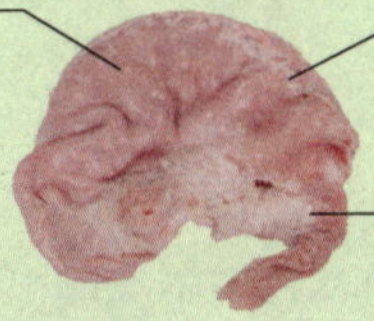

● **性味**
性微温，味甘。

● **归经**
归脾、胃经。

【选购】新鲜猪肚黄白色，手摸劲挺，黏液多，肚内无块和硬粒，弹性足。

◎相宜搭配

猪肚+莲子  ▶补脾健胃

猪肚+生姜 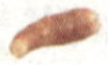 ▶阻止胆固醇的吸收

猪肚+黄豆芽  ▶增强免疫

◎食疗功效 猪肚不仅可供食用，而且有很好的药用价值，有补虚损、健脾胃的功效，多用于脾虚腹泻、虚劳瘦弱、消渴、小儿疳积、尿频或遗尿等症。

食用建议 虚劳羸弱、脾胃虚弱、中气不足、气虚下陷、小儿疳积、腹泻、胃痛者以及糖尿病患者适宜食用。湿热痰滞内蕴者及感冒者不宜多食。

猪肠

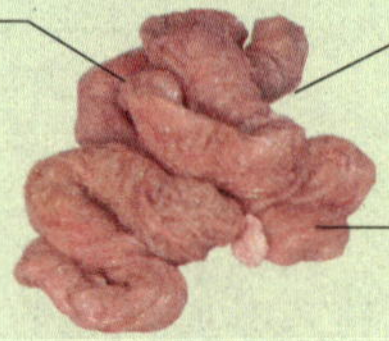

● 别名
猪大肠

● 性味
性微温，味甘。

● 归经
入大肠经。

【选购】新鲜猪肠呈乳白色，稍软，有韧性、黏液。

◎相宜搭配

猪肠+香菜  ▶增强免疫

猪肠+黄酒 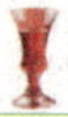 ▶治疗产后缺乳

猪肠+豆腐 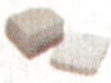 ▶健脾开胃

猪肠+牛蒡 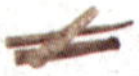 ▶润肠燥、消肿毒

◎食疗功效　猪肠有润肠、祛风、解毒、止血的功效，能去下焦风热、止小便数，可辅助治疗肠风便血、血痢、痔漏、脱肛等症。此外，猪肠还有润燥、补虚、止渴之功效，可用于辅助治疗虚弱口渴等症。

食用建议　痔疮、小便频多、便血脱肛者适宜食用。感冒、脾虚滑泻者不宜多食。猪肠头煮香蕉树芯，治痔疮、脱肛。煮食猪肠前，一定要把猪肠清洗干净，否则煮出来有异味。

猪血

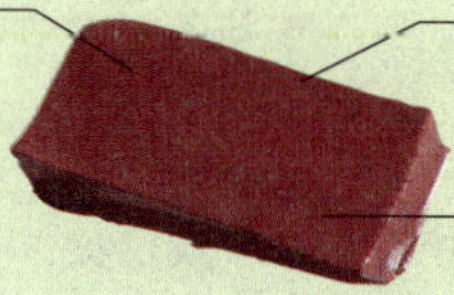

● 别名
血豆腐

● 性味
性平，味咸。无毒。

● 归经
归肝、脾经。

【选购】一般呈暗红色，较硬、易碎。切开猪血块后，切面粗糙，有不规则小孔，有淡淡腥味。

◎相宜搭配

猪血+菠菜 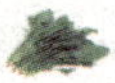 ▶润肠通便

猪血+韭菜  ▶清肺健胃

猪血+葱 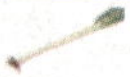 ▶生血、止血

◎食疗功效　猪血中的血红素铁容易被人体吸收利用，所含的钴是防止人体内恶性肿瘤生长的重要微量元素，所含有的维生素K，能促使血液凝固。猪血还能为人体提供多种微量元素，有理血祛瘀、止血、利大肠之功效。

食用建议　贫血患者，老年人，妇女以及从事粉尘、纺织、环卫、采掘的工作者适宜食用。胃下垂、痢疾、腹泻患者及高胆固醇血症、肝病、高血压和冠心病患者不宜多食。

牛肉

● **别名**
黄牛肉、水牛肉

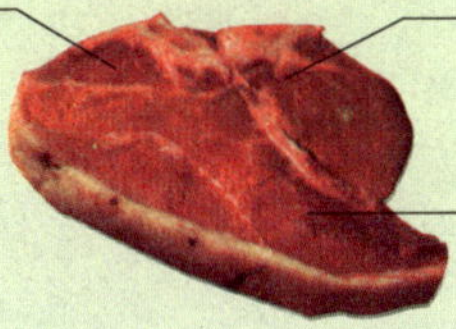

● **性味**
性平，味甘。

● **归经**
归脾、胃经。

【选购】 新鲜牛肉有光泽，红色均匀，脂肪洁白或淡黄色；外表微干或有风干膜，不粘手，弹性好。

◎相宜搭配

牛肉+土豆 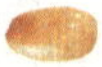 ▶保护胃黏膜

牛肉+鸡蛋 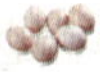 ▶延缓衰老

牛肉+洋葱 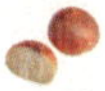 ▶补脾健胃

◎食疗功效 牛肉补脾胃、益气血、强筋骨，对虚损羸瘦、消渴、脾弱不运、癖积、水肿、腰膝酸软、久病体虚、面色萎黄、头晕目眩等病症有食疗作用。多吃牛肉，对肌肉生长有好处。

食用建议 高血压、冠心病、血管硬化和糖尿病患者，老年人、儿童以及身体虚弱者适宜食用。内热者、皮肤病、肝病、肾病患者不宜多食。

羊肉

● **别名**
羝肉、羯肉

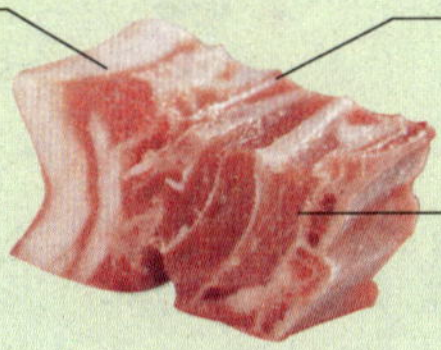

● **性味**
性热，味甘。

● **归经**
归脾、胃、肾、心经。

【选购】 新鲜羊肉肉色鲜红而均匀，有光泽，肉质细而紧密，有弹性，外表略干，不粘手。

◎相宜搭配

羊肉+生姜 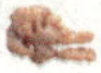 ▶治疗腹痛

羊肉+香椿 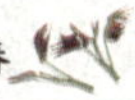 ▶治疗风湿性关节炎

羊肉+香菜  ▶增强免疫

◎食疗功效 羊肉含有丰富的蛋白质和纤维素。寒冬常吃羊肉可益气补虚、促进血液循环、使皮肤红润、增强御寒能力。羊肉还可增加消化酶，保护胃壁，帮助消化。中医认为，羊肉还有补肾壮阳的作用。

食用建议 体虚胃寒、反胃、中老年体质虚弱者适宜食用。感冒发热、高血压、肝病、急性肠炎和其他感染病者不宜多食。暑热天或发热病人慎食之；水肿、骨蒸、疟疾、外感、牙痛及一切热性病症者禁食。

羊肝

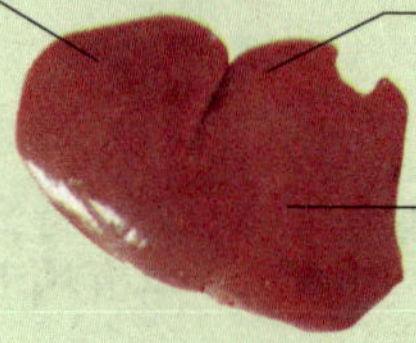

● 别名
无

● 性味
性寒，味苦，无毒。

● 归经
归肝经。

【选购】如果需补益效，以选购青色山羊肝为最佳。

◎相宜搭配

羊肝+菠菜 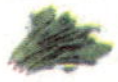 ▶促使恢复活力

羊肝+枸杞 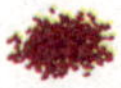 ▶养肝明目

◎食疗功效 羊肝具有养肝、明目、补血、清虚热的功效。羊肝中富含的维生素B_2是人体生化代谢中许多酶和辅酶的组成部分，能促进身体的代谢；羊肝中还含有丰富的维生素A，可防止夜盲症和视力减退。

食用建议 夜盲症、眼干燥症、青盲翳障、小儿疳眼、目暗昏花或热病后弱视者宜食；血虚、面色萎黄、妇人产后贫血、肺结核、小儿虚弱以及维生素A缺乏症者宜食。高血脂患者不宜多食。

兔肉

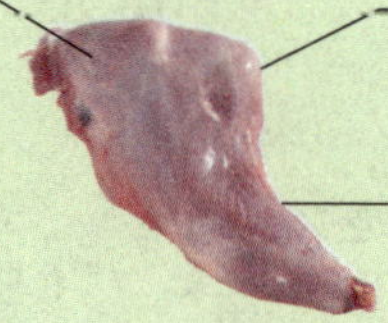

● 别名
菜兔肉、野兔肉

● 性味
性凉，味甘。

● 归经
归肝、脾、大肠经。

【选购】肌肉呈均匀的红色，具有光泽，脂肪洁白或呈乳黄色的为新鲜肉。

◎相宜搭配

兔肉+大葱 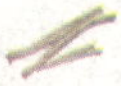 ▶适合冠心病、脑梗死等患者。

兔肉+枸杞 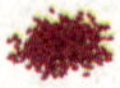 ▶可治疗头晕、耳鸣等症状。

◎食疗功效 兔肉可滋阴凉血、益气润肤、解毒祛热。兔肉含有的丰富卵磷脂有抑制血小板凝聚和防止血栓形成的作用，还有保护血管壁、防止动脉硬化的功效。卵磷脂中的胆碱能提高记忆力，防止脑功能衰退。

食用建议 一般人群均可食用。营养不良、气血不足、肝病、心血管病、糖尿病患者及儿童、老年人适宜食用。孕妇及经期女性、有明显阳虚症状的女子、脾胃虚寒者不宜食用。

鸡肉

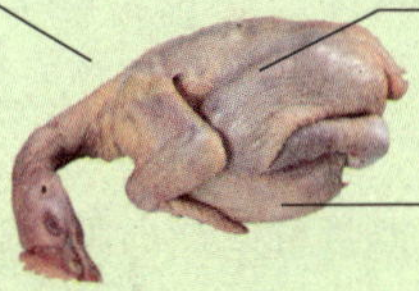

● 别名
家鸡肉、母鸡肉

● 性味
性平、温，味甘。

● 归经
归脾、胃经。

【选购】新鲜的鸡肉肉质紧密，颜色呈干净的粉红色且有光泽，鸡皮呈米色，并有光泽和张力，毛囊突出。

◎相宜搭配

- 鸡肉+枸杞 ▶补五脏、益气血
- 鸡肉+柠檬 ▶增强食欲
- 鸡肉+人参 ▶止渴生津

◎食疗功效 鸡肉可温中益气、补精添髓、益五脏、补虚健脾、强筋骨。冬季喝鸡汤可提高自身免疫力，流感患者喝鸡汤有助于缓解感冒引起的鼻塞、咳嗽等症状。鸡皮含胶原蛋白，能补充人体所缺少的水分和弹性，延缓皮肤衰老。

食用建议 适宜虚劳瘦弱、营养不良、气血不足、面色萎黄者，以及体质虚弱或乳汁缺乏的产妇，体虚水肿、月经不调、神疲无力的女性食用。内火偏旺、痰湿偏重、感冒发热、高血压、高血脂、尿毒症、严重皮肤疾病等患者不宜食用。

乌鸡

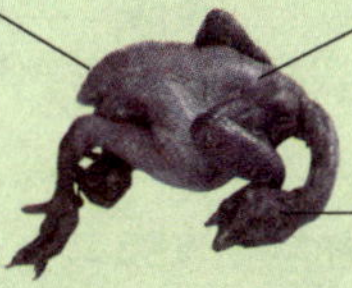

● 别名
黑脚鸡、乌骨鸡、泰和鸡、药鸡

● 性味
性平，味甘。

● 归经
归肝、肾经。

【选购】新鲜的乌鸡鸡嘴干燥，富有光泽，口腔黏液呈灰白色，洁净无异味；皮肤干燥而紧缩；肌肉结实，富有弹性。

◎相宜搭配

- 乌鸡+三七 ▶增强免疫力
- 乌鸡+粳米 ▶养阴、祛热、补中
- 乌鸡+桃仁 ▶提升补锌功效
- 乌鸡+木耳 ▶活血补血
- 乌鸡+红枣 ▶补血养颜

◎食疗功效 乌鸡具有滋阴、补肾、养血、添精、益肝、退热、补虚的作用，能调节人体免疫功能，抗衰老。乌鸡体内的黑色物质含铁、铜元素较高，对于病后、产后贫血者具有补血、促进康复的食疗作用。

食用建议 体虚血亏、肝肾不足、脾胃不健者适宜食用。感冒发热者、咳嗽多痰者、湿热内蕴者、腹胀者、急性细菌性痢疾患者、皮肤疾病患者不宜食用。

鸭肉

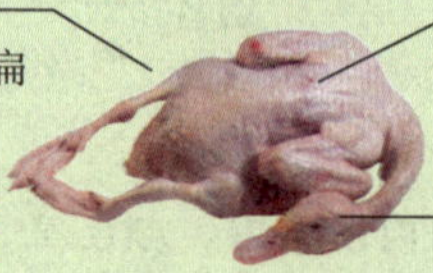

别名
鹜肉、家凫肉、扁嘴娘肉、白鸭肉

性味
性寒，味甘、咸。

归经
归脾、胃、肺、肾经。

【选购】要选择肌肉新鲜、脂肪有光泽的鸭肉。

◎相宜搭配

鸭肉+芥菜 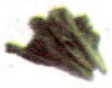 ▶滋阴润肺	鸭肉+干贝 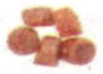 ▶提供丰富的蛋白质
鸭肉+山药 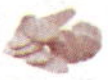 ▶滋阴润肺	鸭肉+豆豉  ▶减少人体内的脂肪

◎食疗功效 具有养胃滋阴、清肺解热、大补虚劳、利水消肿之功效，用于治疗咳嗽痰少、咽喉干燥、阴虚阳亢之头晕头痛、水肿、小便不利。鸭肉不仅脂肪含量低，且所含脂肪主要是不饱和脂肪酸，能起到保护心脏的作用。

食用建议 适宜营养不良、体内有热、上火、水肿、低热、虚弱、食少、女性月经少、大便秘结、癌症、糖尿病、肺结核、慢性肾炎水肿等患者食用。阳虚脾弱、外感未清、便泻肠风者不宜多食。

狗肉

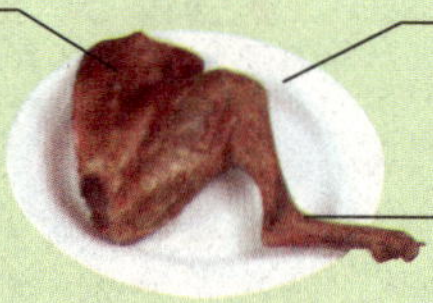

别名
犬肉、地羊肉

性味
性温，味咸、酸。

归经
归胃、肾经。

【选购】狗肉以色泽鲜红、发亮且水分充足者为佳。

◎相宜搭配

狗肉+芝麻 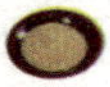 ▶补益五脏	狗肉+豆腐 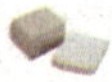 ▶壮腰补肾
狗肉+辣椒 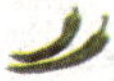 ▶开胃消食	

◎食疗功效 狗肉有补肾、益精、温补、壮阳等功效。狗肉中含有少量稀有元素，对防治心脑缺血性疾病，调整高血压有一定益处。狗肉还可用于老年人的虚弱症，如尿溺不尽、四肢厥冷、精神不振等。

食用建议 一般人皆可食用，老年人食用更佳。腰膝冷痛、小便清长、小便频数、水肿、阳痿等患者适宜食用。咳嗽、感冒、发热、腹泻和阴虚火旺者，脑血管病、心脏病、高血压病、卒中后遗症患者不宜食用。

鸽肉

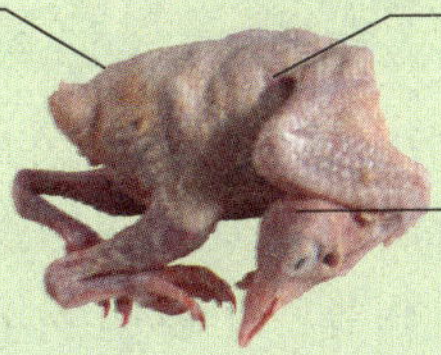

● 别名
家鸽肉

● 性味
性平，味咸。

● 归经
归肝、肾经。

【选购】选无鸽痘，皮肤无红色充血痕迹，肌肉有弹性，经指压后凹陷部位立即恢复原位，表皮和肌肉切面有光泽，无异味的。

◎相宜搭配

鸽肉+鳖肉 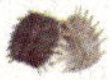 ▶滋肾益气、散结通经

鸽肉+玉米 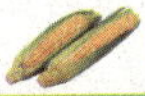 ▶防止神经衰弱

◎食疗功效　鸽肉具有补肾、益气、养血之功效。鸽血中富含血红蛋白，能使术后伤口更好地愈合。而女性常食鸽肉，可调补气血、提高性欲。此外，乳鸽肉含有丰富的软骨素，经常食用，可使皮肤变得白嫩、细腻。

食用建议　体虚、头晕、贫血、高血压病、高脂血症、冠心病、动脉硬化、腰酸、妇女血虚经闭、习惯性流产、孕妇胎漏、男子不育、精子活动力减退、睾丸萎缩等病症患者适宜食用。食积胃热者不宜食用。

鹌鹑

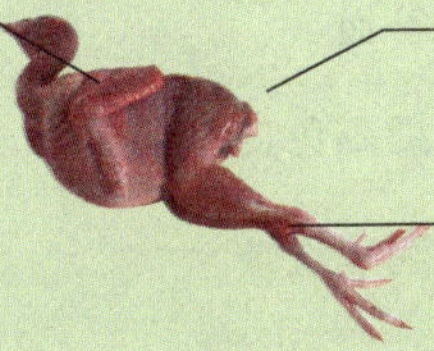

● 别名
鹑鸟肉、赤喉鹑肉

● 性味
性平，味甘。

● 归经
归大肠、脾、肺、肾经。

【选购】皮肉光滑、嘴柔软的是嫩鹌鹑，品质较好。鹌鹑皮起皱，嘴坚硬的是老鹌鹑，品质较差。

◎相宜搭配

鹌鹑+红枣 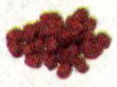 ▶补血养颜

鹌鹑+桂圆 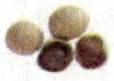 ▶补肝益肾、养心和胃

鹌鹑+天麻 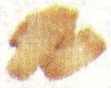 ▶改善贫血

◎食疗功效　鹌鹑可与补药之王人参相媲美，被誉为“动物人参”。具有补五脏、益精血、温肾助阳之功效，男子经常食用鹌鹑，可增强性功能，并增气力，壮筋骨。鹌鹑肉中含有维生素P等成分，常食有防治高血压及动脉硬化之功效。

食用建议　高血压、血管硬化、结核病、肥胖症、小儿疳积、肾炎水肿、泻痢、胃病，以及营养不良、体虚乏力、贫血头晕、皮肤过敏者适宜食用。重症肝炎晚期、肝功能极度低下、感冒患者不宜食用。

菌菇类

菌菇类是指可作蔬菜食用的真菌，以属担子菌纲的最多，属子囊菌纲的少。担子菌纲主要有双孢蘑菇、香菇、草菇、牛肝菌、口蘑、银耳、木耳、猴头菇等；子囊菌纲主要有羊肚菌、马鞍菌等。菌菇类的营养价值十分丰富，含有较多的蛋白质、糖类、维生素等，还有微量元素和矿物质，多吃可增强人体免疫力。本节详细介绍了常见的菌菇的性味、归经、选购、营养功效、相宜搭配、食用建议等，方便大家辨别、食用。

黑木耳

别名 树耳、木蛾、黑菜

性味 性平，味甘。

归经 归肺、胃、肝经。

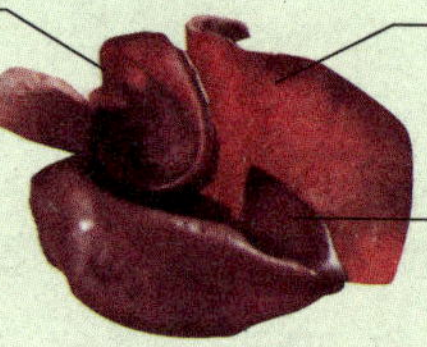

【选购】干黑木耳越干越好，朵大适度，朵面乌黑无光泽，朵背略呈灰白色的为上品。

◎相宜搭配

黑木耳+红枣 ▶补血	黑木耳+马蹄 ▶清热化痰
黑木耳+银耳 ▶提高免疫力	黑木耳+绿豆 ▶降压消暑
黑木耳+白菜 ▶润喉止咳	黑木耳+海带 ▶降低血压

◎食疗功效 黑木耳含有蛋白质、脂肪、多糖和钙、磷、铁等元素以及胡萝卜素、维生素B_1、维生素B_2、烟酸等，还含有磷脂、固醇等营养素。黑木耳具有补血气、活血、滋润、强壮、通便之功效，对痔疮、胆结石、肾结石、膀胱结石等病症有食疗作用。黑木耳可防止血液凝固，有助于减少动脉硬化，经常食用则可预防脑出血、心肌梗死等致命性疾病的发生，还能养血驻颜，令人肌肤红润，容光焕发，并可防治缺铁性贫血。

食用建议 适合心脑血管疾病、结石症患者食用，特别适合缺铁的人、矿工、冶金工人、纺织工、理发师食用。出血性疾病、慢性肠炎患者不宜食用。孕妇不宜多吃。

银耳

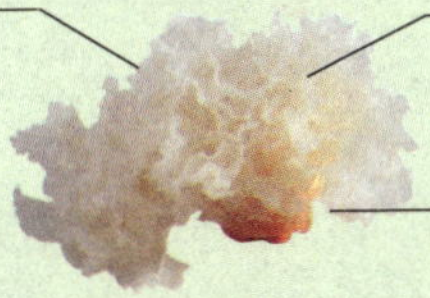

别名
白木耳、雪耳

性味
性平、味甘。

归经
归肺、胃、肾经。

【选购】 宜选择色泽黄白、鲜洁发亮、瓣大形似梅花、气味清香、带韧性、胀性好的银耳。

◎相宜搭配

银耳+莲子  ▶滋阴润肺

银耳+木瓜 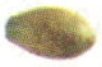 ▶美容美体

银耳+冰糖  ▶滋补

◎食疗功效 银耳含有丰富的胶质、多种维生素、无机盐、氨基酸，具有强精补肾、润肠益胃、补气和血、强心壮志、补脑提神、美容嫩肤、延年益寿的功效。其还含有酸性异多糖，能增强机体巨噬细胞的吞噬功能，抑制癌细胞生长。

食用建议 虚劳咳嗽、肺痈、肺结核、痰中带血、虚热口渴、便秘下血、妇女崩漏、心悸失眠、肿瘤、肝炎、阴虚火旺、老年慢性支气管炎、肺源性心脏病患者适宜食用。慢性肠炎患者、风寒者不宜多食。

香菇

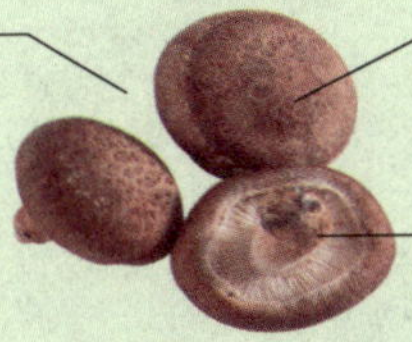

别名
菊花菇、合蕈

性味
性平，味甘。

归经
归脾、胃经。

【选购】 首先应当鉴别其香味如何，可用手指头压住菇伞，然后边放松边闻，以香味纯正，伞背呈黄色或白色者为佳。

◎相宜搭配

香菇+牛肉 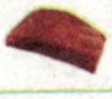 ▶补气养血

香菇+木瓜 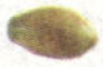 ▶减脂降压

香菇+猪肉 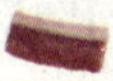 ▶促进消化

◎食疗功效 香菇素有"山珍之王"之称，是高蛋白、低脂肪的营养保健食品，具有化痰理气、益胃和中、透疹解毒之功效，对食欲不振、身体虚弱、小便失禁、大便秘结、形体肥胖、肿瘤疮疡等病症有食疗功效。

食用建议 肝硬化、高血压、糖尿病、癌症、肾炎、气虚、贫血、痘疹透发不畅、佝偻病患者适宜食用。慢性畏寒型胃炎患者、第一次发痘疹之人不宜食用。

蘑菇

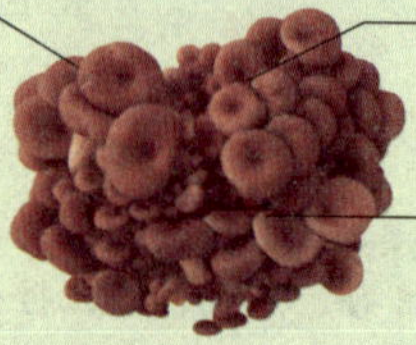

● **别名**
洋蘑菇、洋草菇、洋菌

● **性味**
性平，味甘。

● **归经**
归肝、胃经。

【选购】蘑菇以粗壮、肉厚、肥嫩，不霉、无虫蛀、无杂质为优质。

◎相宜搭配

蘑菇+韭菜 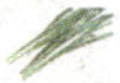 ▶增强免疫力	蘑菇+猪肉 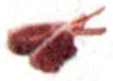 ▶促进营养物质的吸收
蘑菇+葱 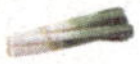 ▶降低血脂	蘑菇+蒜 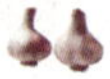 ▶清热杀菌

◎食疗功效 蘑菇含有很高的营养价值，具有降低血糖、降低血脂、预防动脉硬化和肝硬化的作用，对高血压、心血管病、肝病、糖尿病等有一定的食疗作用。此外，蘑菇还能增强人体免疫力。

食用建议 适宜高血压患者、糖尿病患者、免疫力低下者、老年人适宜食用。但蘑菇性滑，便泄者慎食；蘑菇为发物，故对蘑菇过敏的人要忌食；禁食有毒野蘑菇。

竹荪

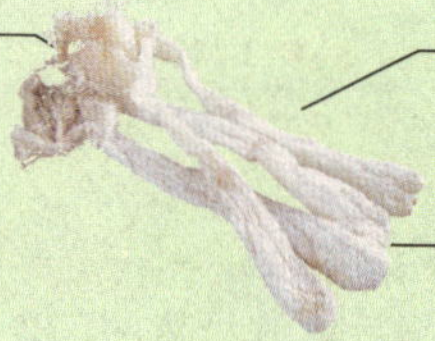

● **别名**
竹参、竹姑娘、竹菌、雪裙仙子

● **性味**
性凉，味甘、微苦。

● **归经**
归肺、胃经。

【选购】选购时最好选择颜色微黄的竹荪，太白的竹荪是用硫黄熏制的，对身体有害。

◎相宜搭配

竹荪+鸡腰 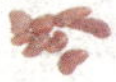 ▶滋阴补阳、改善咳嗽	竹荪+银耳 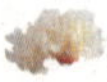 ▶增强免疫力
竹荪+鸡腿菇 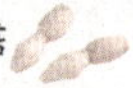 ▶提高营养素的吸收率	竹荪+百合 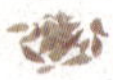 ▶润肺止咳

◎食疗功效 竹荪含有丰富的多种氨基酸、维生素、无机盐等，具有补气养阴、润肺止咳、清热利湿、健脾益胃、止痛的功效，常吃可清嗓利咽，防治咳嗽、胃炎、消化性溃疡等症。竹荪还可减少腹壁脂肪的聚积，有降血压、降血脂、减肥等功效。竹荪中还含有能抑制肿瘤的成分。竹荪多糖具有明显的机体调节功能和防病作用。

食用建议 一般人群均可食用。适宜肥胖者、脑力工作者，失眠、高血压、高血脂、高胆固醇、免疫力低下、肿瘤患者食用。竹荪性凉，脾胃虚寒者、腹泻者不宜食用。

茶树菇

● **别名**
茶薪菇

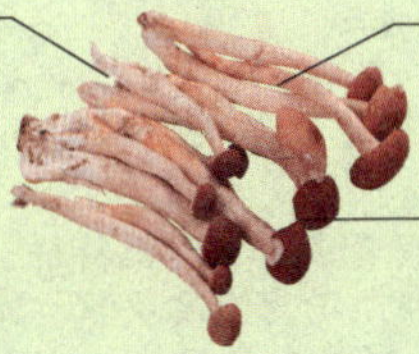

● **性味**
性平，味甘，无毒。

● **归经**
归脾、胃经。

【选购】 好的茶树菇粗细大小应该是一致的，如果不一致，则说明不是一个生长期的，掺杂着陈年茶树菇。闻起来无霉味。

◎相宜搭配

茶树菇+猪骨 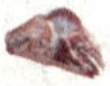 ▶**增强免疫力**

茶树菇+鸡肉 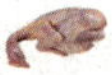 ▶**促进蛋白质吸收**

◎食疗功效 茶树菇营养丰富，经常食用能增强记忆。茶树菇中的糖类化合物能增强免疫力，促进形成抗氧化成分；其低脂低糖，能有效降低血糖和血脂；茶树菇中的核酸能明显控制细胞突变成癌细胞或其他病变细胞，从而避免肿瘤的发生。人们把茶树菇称做"中华神菇"、"保健食品"、"抗癌尖兵"，它不仅能防癌抗癌，且能抗衰老。

食用建议 茶树菇营养价值很高，通常用来煲鸡汤，有消脂、瘦身、清肠胃的作用。煲汤前应先将茶树菇泡发。茶树菇老少皆宜食用。肾虚、尿频、水肿、风湿患者更适宜食用。

金针菇

● **别名**
冬蘑、金钱菌、冻菌、金菇

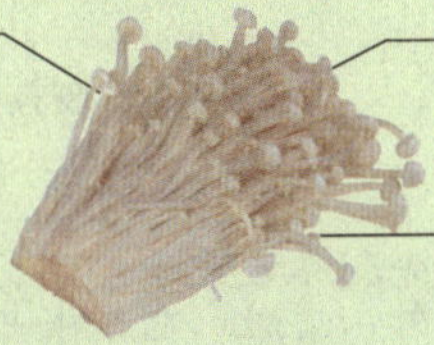

● **性味**
性凉，味甘滑。

● **归经**
归脾、大肠经。

【选购】 新鲜的金针菇以未开伞、菇体洁白如玉、菌柄挺直、均匀整齐、无褐根、基部少粘连者为佳。

◎相宜搭配

金针菇+豆腐 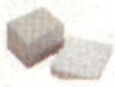 ▶**降脂降压**

金针菇+猪肝 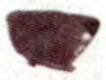 ▶**补益气血**

金针菇+豆芽 ▶**清热解毒**

金针菇+芹菜 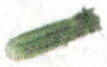 ▶**抗秋燥**

金针菇+鸡肉 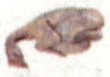 ▶**健脑益智**

◎食疗功效 金针菇具有补肝、益肠胃、抗癌之功效，对肝病、胃肠道炎症、溃疡、肿瘤等病症有食疗作用。金针菇中锌含量较高，对预防男性前列腺疾病较有助益。金针菇还是高钾低钠食品，可防治高血压，对老年人也有益。

食用建议 一般人群及气血不足、营养不良的老人、儿童，产妇及癌症者，肝脏病、胃肠道溃疡、心脑血管疾病患者适宜食用。脾胃虚寒者不宜多食。

猴头菇

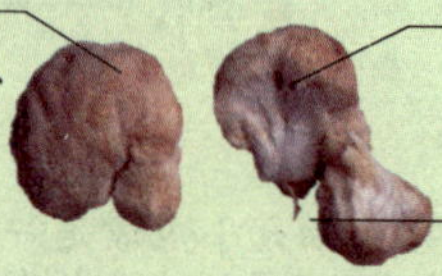

● 别名
猴菇菌、猴头菌、羊毛菌、刺猬菌

● 性味
性平、味甘。

● 归经
归脾、胃、心经。

【选购】多为野生，体圆而厚，形状特殊，表面有一种长刺，腹部光滑为肉质块状。新鲜时呈白色，干制后呈褐色或金黄色。

◎相宜搭配

猴头菇+银耳 ▶有助睡眠

猴头菇+黄芪 ▶滋补身体

猴头菇+蹄髈 ▶祛湿养胃

猴头菇+白术 ▶活血滋补

◎食疗功效　猴头菇具有健胃、补虚、抗癌之功效，对胃癌、食管癌等消化道恶性肿瘤，以及胃溃疡、胃窦炎、消化不良、胃痛腹胀、神经衰弱等病症有一定的食疗作用。

食用建议　低免疫力人群、高脑力人群以及心血管疾病、肠胃疾病、神经衰弱、癌症患者适宜食用。对菌类食品过敏者慎用。霉烂变质的猴头菇不可食用，以防中毒。

草菇

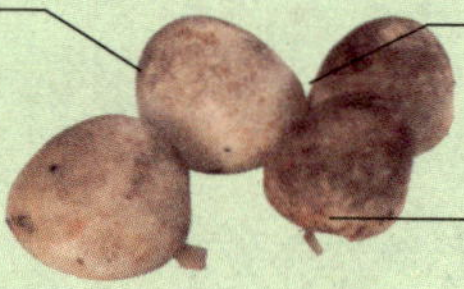

● 别名
稻草菇、脚苞菇

● 性味
性平，味甘。

● 归经
归胃、脾经。

【选购】无论是罐头制品还是干制品，都应以菇身粗壮均匀、质嫩、菇伞未开或开展小的质量为好。

◎相宜搭配

草菇+豆腐 ▶降压降脂

草菇+牛肉 ▶增强免疫力

草菇+虾仁 ▶补肾壮阳

草菇+猪肉 ▶补脾益气

◎食疗功效　草菇具有清热解暑、养阴生津、降血压、降血脂、滋阴壮阳、增加乳汁等功效，可预防坏血病，促进创伤愈合，护肝健胃，增强人体免疫力，是优良的食药兼用型的营养保健食品。

食用建议　高血压、高血脂、动脉硬化、冠心病、癌症、糖尿病患者，以及体质虚弱、气血不足、营养不良、食欲不振者适宜食用。草菇性寒，平素脾胃虚寒之人不宜食用。

水产类

水产类食物在我们饮食中占有重要的地位，特别是鱼类，其营养丰富，肉质鲜美，深受大家的喜爱。当然，虾蟹螺等水产在人们的餐桌上也占有越来越重要的地位，因为虾蟹类营养丰富，特别是虾的体内含有大量的蛋白质和锌等矿物质，蟹中的蟹黄更是深受大众欢迎。总之，水产类食物不仅味道鲜美，而且富含蛋白质、卵磷脂以及钙、磷、锌等微量元素，有补脑益智的作用。本节挑选了在日常生活中比较常见的水产类食物，详细介绍其选购、营养功效、相宜搭配、食用建议等重要知识，以供读者参考。

草鱼

别名 混子、草鲩、白鲩、鲩鱼

性味 性温，味甘。

归经 归肝、胃经。

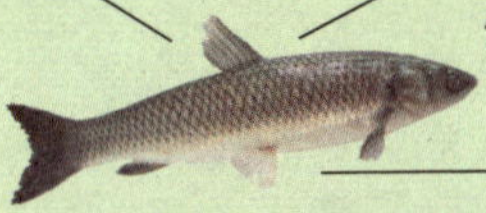

【选购】一般挑选体型较大的，大一点的草鱼肉质比较紧密，以活鱼最好，其次要选鱼鳃鲜红，鱼鳞完整，鱼眼透亮的。

◎相宜搭配

草鱼+油条 ▶益眼明目	草鱼+莼菜 ▶健脾和胃、利水消肿
草鱼+豆腐 ▶增强免疫力	草鱼+醋 ▶提高营养吸收率
草鱼+冬瓜 ▶祛风、清热、平肝	草鱼+鸡蛋 ▶温补强身
草鱼+木耳 ▶补虚利尿	

◎食疗功效 草鱼富含蛋白质、脂肪，每100克草鱼肉中含蛋白质15.5~26.6克，脂肪1.4~8.9克，还含有无机盐、钙、磷、铁、维生素B_1、维生素B_2等。草鱼含有丰富的不饱和脂肪酸，对血液循环有利，对心血管病人很有益处，还能防癌抗癌。草鱼含有丰富的硒元素，经常食用有抗衰老、养颜的功效，而且对肿瘤也有一定的防治作用。对于身体瘦弱、食欲不振的人来说，草鱼肉嫩而不腻，可以开胃、滋补。

食用建议 一般人都可食用。尤其适宜虚劳、风虚头痛、肝阳上亢高血压、头痛、久疟、心血管病人。体胖、多痰、舌苔厚腻者，冠心病、高血压、高血脂等患者以及风邪偏盛者不宜多食。

鲢鱼

● **别名**
鲢、鲢子、边鱼、白脚鲢

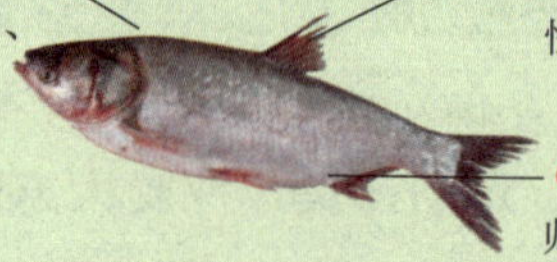

● **性味**
性温，味甘。

● **归经**
归脾、胃经。

【选购】以头型浑圆者为佳，要选黑鲢鱼头。将鲢鱼宰杀后洗净，切成块分装在塑料袋里放入冷冻室，要吃时拿出解冻。

◎相宜搭配

鲢鱼+豆腐 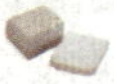 ▶解毒美容

鲢鱼+萝卜 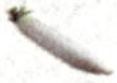 ▶利水消肿

鲢鱼+丝瓜 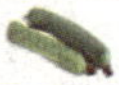 ▶生血通乳

◎食疗功效 具有健脾、利水、温中、益气、通乳、化湿之功效。另外，鲢鱼肉中蛋白质、脂肪酸含量很丰富，能促进智力发展，对于降低胆固醇对血液黏稠度和预防心脑血管疾病、癌症等具有明显的食疗作用。

食用建议 脾胃气虚、营养不良、肾炎水肿、小便不利、肝炎患者适宜食用。甲亢病人、感冒、发热、痈疽疔疮、无名肿毒、瘙痒性皮肤病、目赤肿痛、口腔溃疡、大便秘结、红斑狼疮等病症患者不宜食用。

鲤鱼

● **别名**
白鲤、黄鲤、赤鲤

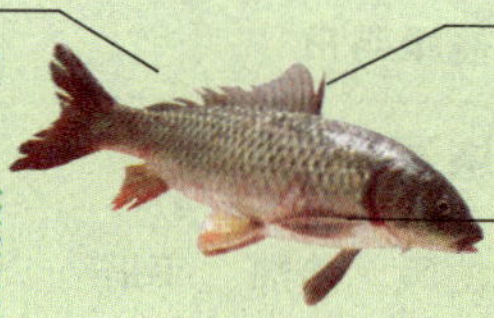

● **性味**
性平，味甘。

● **归经**
归脾、肾、肺经。

【选购】鲤鱼体呈纺锤形、青黄色，最好的鱼游在水的下层，呼吸时鳃盖起伏均匀。

◎相宜搭配

鲤鱼+香菇 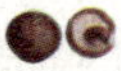 ▶营养丰富

鲤鱼+黑豆  ▶利水消肿

鲤鱼+花生 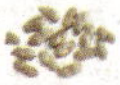 ▶利于营养吸收

◎食疗功效 具有健胃、滋补、催乳、利水之功效。男性吃雄性鲤鱼，有健脾益肾、止咳平喘之功效。此外，鲤鱼眼睛有黑发、悦颜、明目的效果。鲤鱼的脂肪主要是不饱和脂肪酸，有促进大脑发育的作用，还能很好地降低胆固醇。

食用建议 食欲低下、胎动不安、心源性水肿、营养不良性水肿、脚气水肿、女性妊娠水肿、咳喘等病症者适宜食用。红斑狼疮、痈疽疔疮、荨麻疹、支气管哮喘、小儿腮腺炎、淋巴结核、皮肤湿疹等病症者忌食。

鳝鱼

别名
黄鳝、长鱼

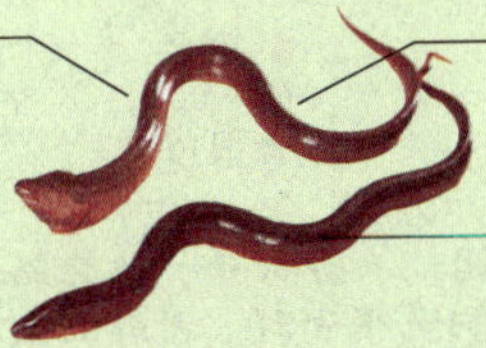

性味
性温，味甘。

归经
归肝、脾、肾经。

【选购】 鳝鱼要挑选大而肥的、体色为灰黄色的活鳝。鳝鱼最好现杀现烹，不要购买死鳝鱼。

◎相宜搭配

鳝鱼+韭菜 ▶口感好、增强免疫力

鳝鱼+木瓜 ▶营养更全面

鳝鱼+青椒 ▶降低血糖

◎食疗功效 鳝鱼具有补气养血、去风湿、强筋骨、壮阳等功效，对降低血液中胆固醇的浓度，预防因动脉硬化而引起的心血管疾病有显著的食疗作用，还可用于辅助治疗面部神经麻痹、中耳炎、乳房肿痛等病症。

食用建议 身体虚弱、气血不足、风湿痹痛、四肢酸痛、高血脂、冠心病、动脉硬化、糖尿病患者适宜食用。瘙痒性皮肤病、痼疾宿病、支气管哮喘、淋巴结核、癌症、红斑性狼疮等患者忌食。

带鱼

别名
刀鱼、牙带鱼

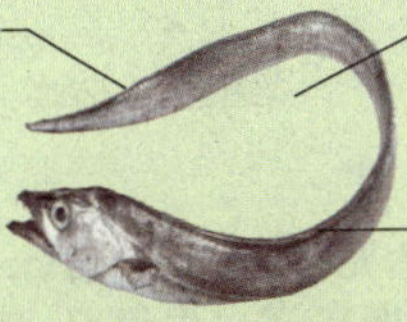

性味
性温，味甘。

归经
归肝、脾经。

【选购】 新鲜带鱼为银灰色，有光泽；带鱼表面发黄，说明不新鲜。

◎相宜搭配

带鱼+豆腐 ▶营养更全面

带鱼+牛奶 ▶健脑补肾、滋补强身

带鱼+苦瓜 ▶保护肝脏

带鱼+香菇 ▶促进消化

◎食疗功效 带鱼具有暖胃、泽肤、补气、养血、美容以及强心补肾、舒筋活血、消炎化痰、清脑止泻、消除疲劳、提精养神之功效。经常食用带鱼，可补益五脏、养肝补血、泽肤养发。

食用建议 老人、儿童、孕产妇，以及气短乏力、久病体虚、血虚头晕、营养不良及皮肤干燥者适宜食用。有疥疮、湿疹等皮肤病、皮肤过敏、癌症、红斑性狼疮、痈疖疔毒、淋巴结核、肥胖者不宜食用。

青鱼

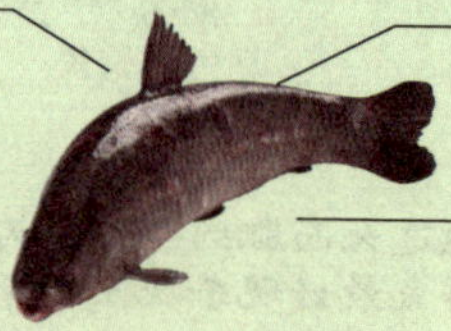

别名 螺狮鱼、乌青鱼、青根鱼

性味 性平、味甘。

归经 归脾、胃经。

【选购】鳃盖紧闭，不易打开，鳃片鲜红，鳃丝清晰，表明鱼很新鲜。新鲜的鱼眼球饱满突出，角膜透明，眼面发亮。

◎相宜搭配

青鱼+银耳 ▶滋补身体	青鱼+韭菜 ▶治疗脚气
青鱼+苹果 ▶治疗腹泻	

◎食疗功效 青鱼具有补气、健脾、养胃、化湿、祛风、利水等功效，对脚气湿痹、烦闷、疟疾、血淋等症有较好的食疗作用。由于青鱼还含丰富的硒、碘等微量元素，故有抗衰老、防癌的作用。

食用建议 水肿、肝炎、肾炎、脚气、脾胃虚弱、气血不足、营养不良、高脂血症、动脉硬化等病症患者适宜食用。癌症、红斑性狼疮、淋巴结核、支气管哮喘、痈疖疔疮、皮肤湿疹、疥疮瘙痒等病症患者忌食。

鱿鱼

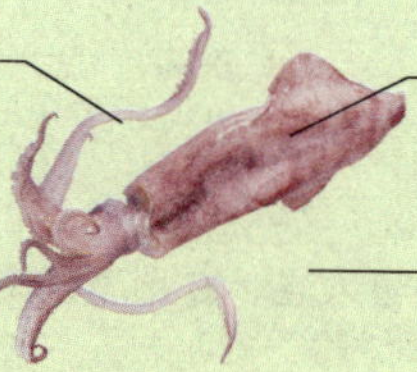

别名 柔鱼、枪乌贼

性味 性温、味甘。

归经 归肝、肾经。

【选购】优质鱿鱼体形完整，呈粉红色，有光泽，体表略现白霜，肉肥厚，半透明，背部不红。

◎相宜搭配

鱿鱼+黄瓜 ▶营养全面、丰富	鱿鱼+青椒 ▶促进消化
鱿鱼+银耳 ▶延年益寿	

◎食疗功效 鱿鱼具有补虚养气、滋阴养颜等功效，可降低血液中胆固醇的浓度，调节血压，保护神经纤维，活化细胞，补充脑力，对血管硬化、胆结石等有一定的食疗功效。

食用建议 骨质疏松、缺铁性贫血、月经不调、减肥者适宜食用。内分泌失调、皮肤病、脾胃虚寒、过敏性体质患者不宜食用。鱿鱼须煮熟透后再食，因鲜鱿鱼中有一种多肽成分，若未煮透就食用，会导致肠运动失调。

鲫鱼

● **别名**
鲋鱼

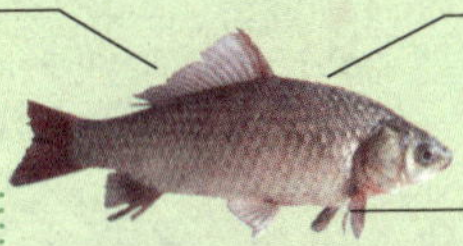

● **性味**
性平，味甘。

● **归经**
归脾、胃、大肠经。

【选购】 鲫鱼要买身体扁平颜色偏白的，肉质会很嫩。新鲜鱼的眼略凸，眼球黑白分明，眼面发亮。

◎相宜搭配

鲫鱼+木耳 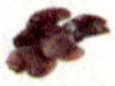 ▶润肤抗老

鲫鱼+蘑菇 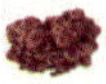 ▶利尿美容

鲫鱼+花生 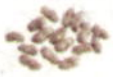 ▶利于营养吸收

◎食疗功效 鲫鱼可补阴血、通血脉、补体虚，还有益气健脾、利水消肿、清热解毒、通络下乳、祛风湿病痛之功效。鲫鱼肉中富含极高的蛋白质和氨基酸，对促进智力发育、降低胆固醇和血液黏稠度、预防心脑血管疾病有明显作用。

食用建议 慢性肾炎水肿、肝硬化腹水、营养不良性水肿、孕妇产后乳汁缺少以及脾胃虚弱、饮食不香、小儿麻疹初期、痔疮出血、慢性久痢等病症者适宜食用。感冒者、高脂血症患者忌食。

甲鱼

● **别名**
鳖、团鱼、元鱼、水鱼、脚鱼、王八

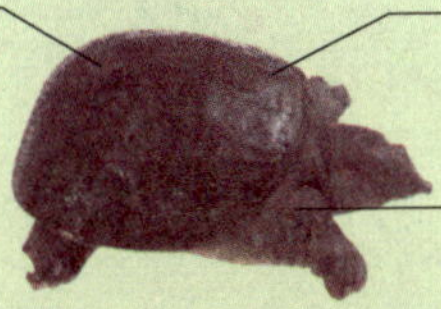

● **性味**
性平、味甘。

● **归经**
归肝经。

【选购】 要选背部呈橄榄色，上有黑斑，腹部为乳白色的。

◎相宜搭配

甲鱼+山药 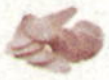 ▶补脾胃、滋肝肾

甲鱼+枸杞  ▶补肾强精、延年益寿

甲鱼+乌鸡  ▶防治更年期综合征

◎食疗功效 具有益气补虚、滋阴壮阳、益肾健体、净血散结等功效。甲鱼肉及其提取物还能提高人体的免疫功能，对预防和抑制胃癌、肝癌、急性淋巴性白血病和防治因放疗、化疗引起的贫血、虚弱、白细胞减少等症功效显著。

食用建议 腹泻、疟疾、肺结核有低热、骨结核、贫血、脱肛、子宫脱垂、崩漏带下等症患者适宜食用。孕妇，产后泄泻、脾胃阳虚、失眠者，肠胃炎、胃溃疡、胆囊炎等消化系统疾病患者忌食。

虾

● **别名**
虾米、开洋、曲身小子、河虾、草虾、长须公、虎头公

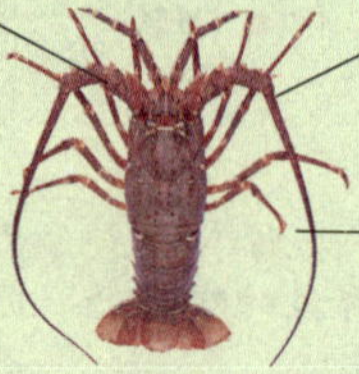

● **性味**
性温，味甘、咸。

● **归经**
归脾、肾经。

【选购】 新鲜的虾体形完整，呈青绿色，外壳硬实、发亮，头、体紧紧相连，肉质细嫩，有弹性、有光泽。

◎相宜搭配

虾+燕麦 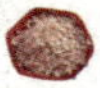 ▶有利牛磺酸的合成

虾+葱  ▶益气、下乳

虾+白菜 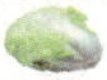 ▶增强机体免疫力

◎食疗功效 虾具有补肾、壮阳、通乳之功效，属强壮补精食品。可防治阳痿体倦、腰痛、腿软、筋骨疼痛、失眠不寐，产后乳少以及丹毒、痈疽等症；虾所含有的微量元素硒能有效预防癌症。

食用建议 肾虚阳痿、男性不育症者，腰脚虚弱无力、小儿麻疹、水痘患者及孕妇适宜食用。高脂血症、动脉硬化、心血管疾病、皮肤疥癣、急性炎症、面部痤疮及变应性鼻炎、支气管哮喘等病症者及老人忌食。

泥鳅

● **别名**
鳅鱼、黄鳅

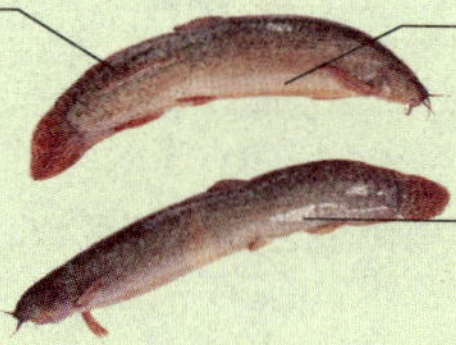

● **性味**
性平、味甘。

● **归经**
归脾、肝经。

【选购】 选择鲜活、无异味的泥鳅。

◎相宜搭配

泥鳅+豆腐 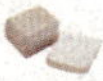 ▶增强免疫力

泥鳅+木耳 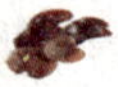 ▶补气养血、健体强身

泥鳅+甜椒  ▶降血糖

◎食疗功效 泥鳅具有暖脾胃、祛湿、疗痣、壮阳、止虚汗、补中益气、强精补血之功效，泥鳅皮肤中分泌的黏液即所谓的"泥鳅滑液"，有较好的抗菌、消炎作用，对小便不通、热淋便血、痈肿、中耳炎有很好的食疗作用。

食用建议 老年人，身体虚弱、脾胃虚寒、营养不良、体虚盗汗以及癌症、肿瘤、心血管、急性黄疸型肝炎、阳痿、痔疮、皮肤疥癣瘙痒等病症患者适宜食用。

干贝

● **别名**
江瑶柱、马甲柱、角带子、江珧柱

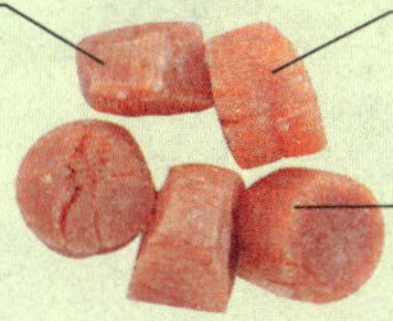

● **性味**
性平，味甘、咸。

● **归经**
归脾经。

【选购】新鲜贝肉色泽正常且有光泽，无异味，手摸有爽滑感，弹性好。

◎相宜搭配

干贝+瓠瓜 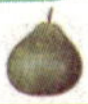 ▶滋阴润燥	干贝+海参 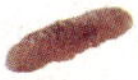 ▶防治妊娠高血压
干贝+瘦肉  ▶滋阴补肾	干贝+鸭肉 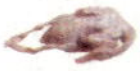 ▶清火、去内热
干贝+冬瓜 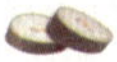 ▶消脂、利水	

◎食疗功效 干贝具有滋阴、补肾、调中、下气、利五脏之功效；对头晕目眩、咽干口渴、虚痨咳血、脾胃虚弱等症有食疗作用，常食有助于降血压、胆固醇，补益健身。

食用建议 营养不良、食欲不振、久病体虚、脾胃虚弱、气血不足、高脂血症、动脉硬化、冠心病等病症患者以及糖尿病、干燥综合征等阴虚体质者适宜食用。儿童、痛风病患者不宜食用。

螃蟹

● **别名**
螯毛蟹、梭子蟹、青蟹

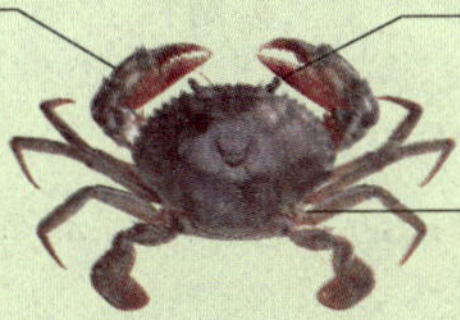

● **性味**
性寒，味咸。

● **归经**
归肝、胃经。

【选购】要挑选壳硬、发青、蟹肢完整、有活力的螃蟹。也可以用手捏螃蟹脚，螃蟹脚越硬越好。

◎相宜搭配

螃蟹+冬瓜 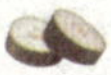 ▶养精益气	螃蟹+糯米 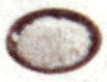 ▶治水肿、催乳
螃蟹+大蒜 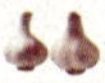 ▶益气、解毒	

◎食疗功效 蟹肉具有舒筋益气、理胃消食、通经络、散诸热、清热、滋阴之功，对跌打损伤、筋伤骨折、变应性皮炎有食疗作用。此外，蟹肉对于高血压、动脉硬化、脑血栓、高血脂及各种癌症有较好的食疗效果。

食用建议 跌打损伤、筋断骨碎、瘀血肿痛、产妇胎盘残留、临产阵缩无力、减肥者适宜食用。患伤风、发热、胃痛以及腹泻、慢性胃炎、胃及十二指肠溃疡、脾胃虚寒等病症者不宜食用。

田螺

● **别名**
黄螺、田中螺

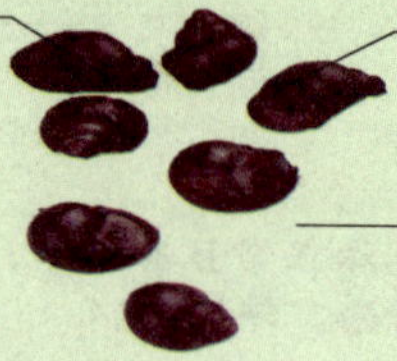

● **性味**
性寒，味甘。

● **归经**
归脾、胃、肝、大肠经。

【选购】新鲜田螺个大、体圆、壳薄、掩盖完整收缩。

◎相宜搭配

田螺+白菜 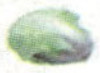 ▶补肝肾、清热毒	田螺+蒜 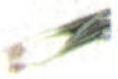 ▶清热解毒、利尿
田螺+葱  ▶清热解酒	

◎食疗功效 田螺肉具有清热明目、解暑止渴、醒酒、利尿通淋等功效，可辅助治疗细菌性痢疾、风湿性关节炎、疔疮肿痛、尿赤热痛、尿闭、痔疮、黄疸、脱肛、狐臭、胃痛、湿疹、妊娠水肿、子宫脱垂等病。

食用建议 患肥胖症、高脂血症、冠心病、动脉硬化、脂肪肝、黄疸、风热目赤肿痛等病症者以及醉酒之人适宜食用。脾胃虚寒、风寒感冒、便溏腹泻、胃寒病等病症者，产妇及经期中的女性不宜食用。

蛤蜊

● **别名**
海蛤、文蛤、沙蛤

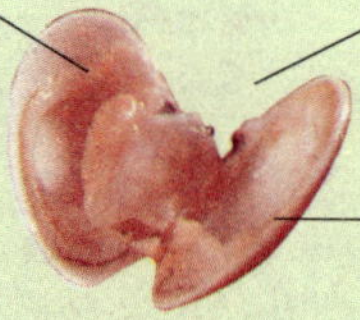

● **性味**
性寒，味咸。

● **归经**
归胃经。

【选购】要选壳紧闭的，否则有可能是死蛤蜊。

◎相宜搭配

蛤蜊+豆腐 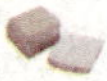 ▶补气养血、美容养颜	蛤蜊+韭菜  ▶补肾降糖
蛤蜊+槐花 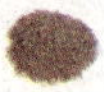 ▶治鼻出血、牙龈出血	

◎食疗功效 有滋阴、软坚、化痰的作用，可滋阴润燥，能用于五脏阴虚消渴、盗汗、干咳、失眠、目干等病症的调理和治疗，对淋巴结肿大、甲状腺肿大也有较好疗效。含蛋白质多而含脂肪少，适合血脂偏高或高胆固醇血症者食用。

食用建议 体质虚弱、营养不良、阴虚盗汗、肺结核咳嗽咯血、高脂血症、淋巴结肿大者适宜食用。受凉感冒、体质阳虚、脾胃虚寒、腹泻便溏、寒性胃痛腹痛等病症患者及经期中的女性和产妇不宜食用。

水果类

水果是人们在日常饮食中离不开的一部分食物。水果的种类十分丰富，而每种水果所具有的营养价值又大有不同。水果在我们的生活中不仅仅是一种可以填饱肚子的食物，它还具有相当不错的食疗功效。例如，吃梨可以止咳祛痰，吃李子可以促进胃酸和消化酶的分泌，吃西瓜可以清热解暑，吃香蕉可以润肠通便等，吃樱桃可促进血红蛋白的再生、治疗贫血，吃葡萄可舒缓神经衰弱和疲劳过度。面对各种各样的水果，我们该如何选择适合自己体质的呢？本节介绍了各种水果的基本特性及注意事项，让您避开水果的饮食误区。

苹果

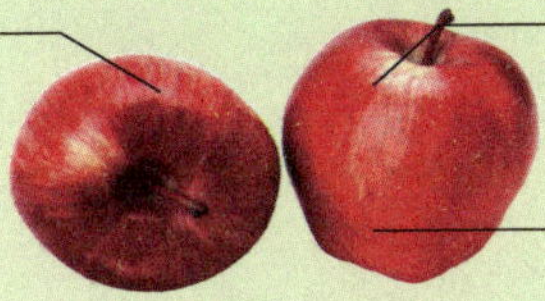

● **别名**
无

● **性味**
性凉，味甘、微酸。

● **归经**
归脾、肺经。

【选购】**应挑个头适中，果皮光洁、颜色艳丽的。**

◎相宜搭配

苹果+银耳  ▶润肺止咳	苹果+洋葱 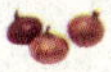 ▶保护心脏
苹果+香蕉 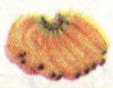 ▶防止铅中毒	苹果+枸杞 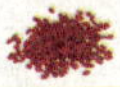 ▶有利于营养吸收
苹果+绿茶 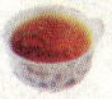 ▶防癌、抗老化	苹果+牛奶  ▶防癌抗癌、生津除热
苹果+茶叶 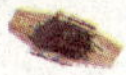 ▶保护心脏	

◎食疗功效 苹果富含糖类、蛋白质、脂肪、苹果酸、奎宁酸、柠檬酸、酒石酸、鞣酸、果胶、纤维素、B族维生素、维生素C及多种微量元素。苹果具有润肺、健胃、生津、止渴、止泻、消食、顺气、醒酒的功能，而且对于癌症有良好的食疗作用。苹果含有大量的纤维素，常吃可以使肠道内胆固醇减少，缩短排便时间，能够减少直肠癌的发生。俗话说"一天一苹果，医生远离我"，可看出苹果的营养价值之高。

食用建议 慢性胃炎、消化不良、气滞不通、慢性腹泻、神经性结肠炎、便秘、高血压、高脂血症、肥胖症、癌症、贫血患者和维生素C缺乏者适宜食用。胃寒病者、糖尿病患者不宜食用。

橘子

● **别名**
福橘、蜜橘、大红袍、黄橘

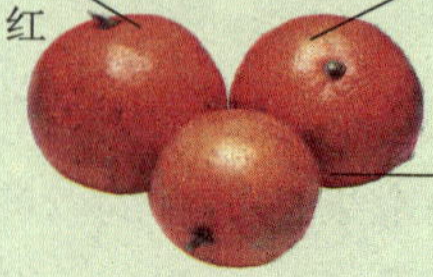

● **性味**
性平，味甘、酸。

● **归经**
归肺、脾、胃经。

【选购】 挑选表面平滑光亮、外表皮薄、果实比较成熟的，果蒂没有干枯的皱褶的才是新鲜的。

◎相宜搭配

橘子+玉米 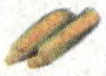 ▶有利于吸收维生素

橘子+桂圆 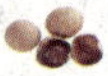 ▶治疗痢疾

橘子+生姜  ▶治疗感冒

◎食疗功效 橘子具有开胃理气、生津润肺、化痰止咳等功效，可用于脾胃气滞、胸腹胀闷、呃逆少食、胃肠燥热、肺热咳嗽等症。橘子富含维生素C和柠檬酸，具有消除疲劳和美容的作用。

食用建议 老年心血管病、慢性支气管炎、老年气喘患者适宜食用。风寒咳嗽、多痰、糖尿病、口疮、食欲不振、大便秘结、咳嗽多痰者不宜食用。

葡萄

● **别名**
草龙珠、山葫芦、蒲桃

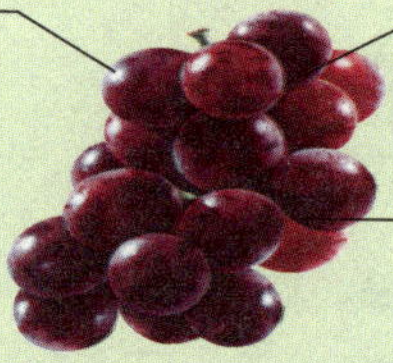

● **性味**
性平，味甘、酸。

● **归经**
归肺、脾、肾经。

【选购】 品质好的葡萄，有香气，果汁多而浓、味道甜。

◎相宜搭配

葡萄+橙子 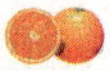 ▶排毒养颜

葡萄+山药 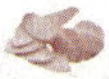 ▶补虚养身

葡萄+蜂蜜  ▶治感冒

◎食疗功效 葡萄具有滋补肝肾、养血益气、强壮筋骨、生津除烦、健脑养神的功效。葡萄中含有较多酒石酸，有助消化。葡萄中所含天然聚合苯酚，能与细菌及病毒中的蛋白质化合，使之失去传染疾病能力。

食用建议 冠心病、脂肪肝、癌症、风湿性关节炎、盗汗、贫血患者和儿童、孕妇适宜食用。糖尿病、便秘、阴虚内热、津液不足者，肥胖之人，脾胃虚寒者，服用人参者不宜食用。

西瓜

别名
寒瓜、夏瓜

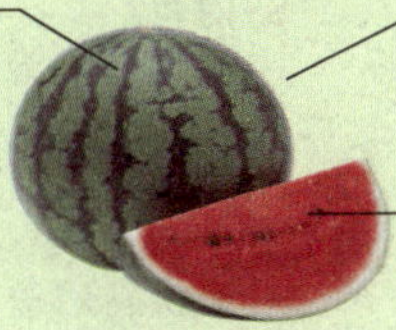

性味
性寒，味甘。

归经
归心、胃、膀胱经

【选购】**瓜皮表面光滑、花纹清晰，用手指弹瓜可听到“嘭嘭”声的是熟瓜。**

◎相宜搭配

西瓜 +大蒜 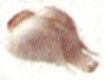 ▶ **营养丰富**

西瓜 +鸡蛋 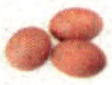 ▶ **滋阴润燥**

西瓜 +鳝鱼 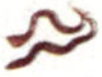 ▶ **补虚损、祛风湿**

◎食疗功效 西瓜具有清热解暑、除烦止渴、降压美容、利水消肿等功效。西瓜富含多种维生素，具有平衡血压、调节心脏功能、预防癌症的作用，可以促进新陈代谢，有软化及扩张血管的功能。

食用建议 慢性肾炎、高血压、黄疸肝炎、胆囊炎、膀胱炎、水肿、发热烦渴或急性病高热不退、口干多汗、口疮等症患者适宜食用。脾胃虚寒、小便频数、慢性肠炎、胃及十二指肠溃疡等属于虚冷体质者慎食。

甘蔗

别名
薯蔗、糖蔗、黄皮果蔗

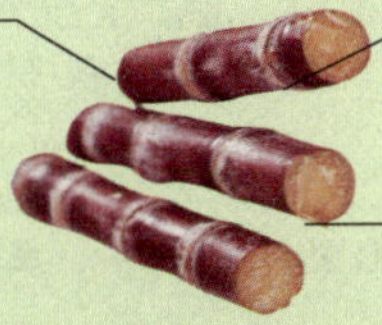

性味
性凉，味甘。

归经
入肺、脾、胃经。

【选购】新鲜甘蔗质地坚硬，瓤部呈乳白色，有清香。

◎相宜搭配

甘蔗 +生姜 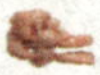 ▶ **止呕去痰、生津下气**

甘蔗 +菊花 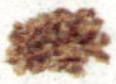 ▶ **消暑解渴**

甘蔗 +粟米 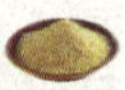 ▶ **补脾润肺**

甘蔗 +牛肉 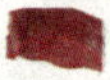 ▶ **健脾开胃**

◎食疗功效 具有清热、生津、下气、润燥及解酒等功效。可辅助治疗热病伤津、心烦口渴、反胃呕吐、肺燥咳嗽、大便燥结等病症。此外，甘蔗不但能给食物添加甜味，而且还可以提供人体所需的营养和热量。

食用建议 肺热干咳、胃热呕吐、肠燥便秘、小儿痘疹、饮酒过量、发烧烦渴、津液不足、口干舌燥者、慢性萎缩性胃炎者适宜食用。脾胃虚寒、胃腹寒痛者、糖尿病患者不宜食用。

草莓

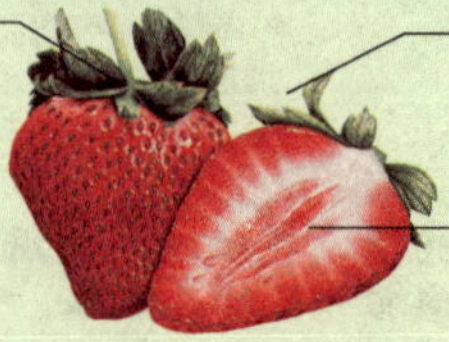

● **别名**
洋莓果、红莓、蛇莓、鸡冠果、蚕莓

● **性味**
性凉，味甘、酸。

● **归经**
归肺、脾经。

【选购】以色泽鲜亮、有光泽、颗粒大、清香浓郁、蒂头叶片鲜绿、无损伤腐烂者为优。颜色过白或过青都表示尚未成熟。

◎相宜搭配

草莓+牛奶  ▶有利于吸收维生素B_{12}

草莓+红糖 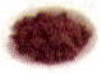 ▶利咽润肺

草莓+蜂蜜  ▶补虚养血

◎食疗功效 草莓具有生津润肺、养血润燥、健脾、解酒的功效，可以用于干咳无痰、烦热干渴、积食腹胀、小便浊痛、醉酒等。草莓中还含有一种胺类物质，对白血病、再生障碍性贫血等血液病也有辅助治疗作用。

食用建议 风热咳嗽、咽喉肿痛、声音嘶哑、夏季烦热口干、腹泻如水者及鼻咽癌、肺癌、扁桃体癌、喉癌、坏血病、动脉硬化、冠心病、脑出血患者适宜食用。脾胃虚弱、肺寒腹泻者及孕妇不宜食用。

梨

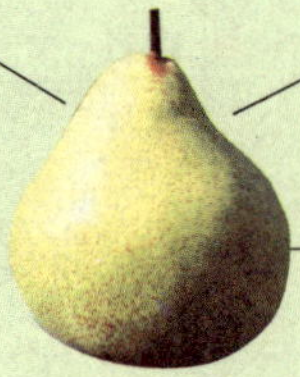

● **别名**
沙梨、白梨

● **性味**
性寒，味甘、微酸。

● **归经**
归肺、胃经。

【选购】选购以果形完整、无虫害、压伤、坚实为佳。

◎相宜搭配

梨+蜂蜜  ▶缓解咳嗽

梨+银耳  ▶润肺止咳

梨+冰糖  ▶润肺解毒

◎食疗功效 梨有止咳化痰、清热降火、养血生津、润肺去燥、润五脏、镇静安神等功效，对高血压、心脏病、口渴便秘、头昏目眩、失眠多梦患者，有良好的食疗作用。

食用建议 肺热咳嗽、痰稠或无痰、习惯性便秘、小儿百日咳、鼻咽癌、喉癌、肺癌患者适宜食用。脾虚便溏、慢性肠炎、胃寒病、寒痰咳嗽或外感风寒咳嗽以及糖尿病患者、产妇、经期中的女性忌食。

香蕉

● **别名**
蕉果

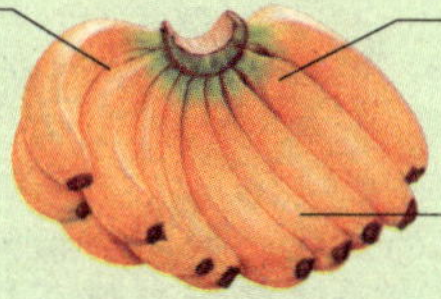

● **性味**
性寒，味甘。

● **归经**
归脾、胃、大肠经。

【选购】果皮颜色黄黑泛红，稍带黑斑，表皮有皱纹的香蕉风味最佳。香蕉手捏后有软熟感的一定是甜的。

◎相宜搭配

香蕉+牛奶  ▶提高对维生素B_{12}的吸收。

香蕉+燕麦 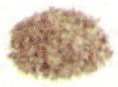 ▶改善睡眠

香蕉+土豆 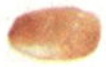 ▶防癌抗癌

◎食疗功效 具有清热、通便、解酒、降血压、抗癌之功效。香蕉中的钾能降低机体对钠盐的吸收，故其有降血压的作用；纤维素可润肠通便，对于便秘、痔疮患者大有益处；维生素C是天然的免疫强化剂，可抵抗各类感染。

食用建议 慢性肠炎、虚寒腹泻、经常大便溏薄、急性肾炎、慢性肾炎、风寒感冒咳嗽、糖尿病患者，胃酸过多者、关节炎患者、肌肉疼痛者、女子月经来潮期间及有痛经者不宜食用香蕉。

柚子

● **别名**
文旦、气柑

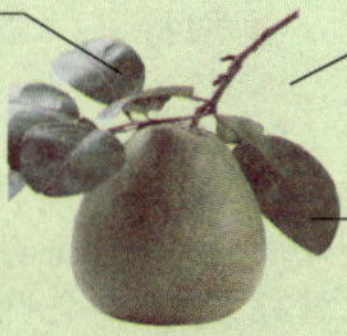

● **性味**
性寒，味甘、酸。

● **归经**
归肺、脾经。

【选购】上尖下宽，表皮薄而光润，质地有些软并且色泽呈淡绿或淡黄色的较好，熟透了的柚子，芳香浓郁。

◎相宜搭配

柚子+鸡肉 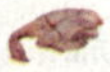 ▶补肺、下气、消痰止咳

柚子+牛奶  ▶美白养颜、生津止渴

◎食疗功效 柚子有助于下气、消食、醒酒、化痰、健脾、生津止渴、增强食欲、增强毛细血管韧性、降低血脂等，对高血压患者有补益作用。此外，柚子有独特的降血糖的功效，还可以美容。

食用建议 消化不良、慢性支气管炎、咳嗽、痰多气喘、饮酒过量者适宜食用柚子。气虚体弱、腹部寒冷、常患腹泻者，高血压患者及患有肝功能疾病的人忌食柚子。

荔枝

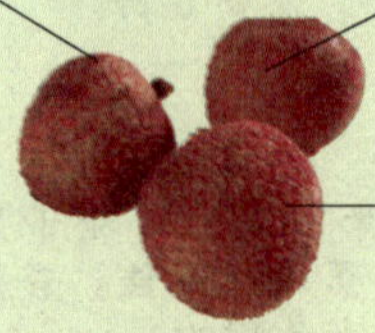

别名 妃子笑、丹荔

性味 性热，味甘。

归经 归心、脾经。

【选购】新鲜荔枝的颜色一般不会很鲜艳，挑选时可以先在手里轻捏，好荔枝的手感应该发紧而且有弹性。

◎相宜搭配

荔枝+红枣	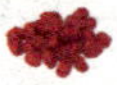	▶治脾虚腹泻	荔枝+扁豆	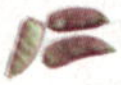	▶治慢性腹泻
荔枝+白酒		▶治胃痛	荔枝+山药	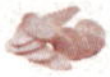	▶补益心肾、止渴固涩

◎食疗功效 食鲜荔枝能生津止渴、和胃平逆。干荔枝水煎或煮粥食用有补肝肾、健脾胃、益气血的功效，是病后体虚者及年老体弱、贫血、心血不足引起的心悸、失眠等患者的滋补果品。

食用建议 体质虚弱者、病后津液不足者、贫血者、脾虚腹泻者或老年人五更泄、胃寒疼痛者、口臭者适宜食用。出血病患者、女性妊娠及糖尿病患者忌食。荔枝多吃易上火，应避免过量食用。

榴莲

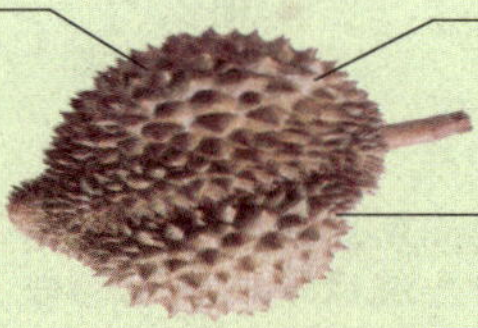

别名 韶子

性味 性热，味辛、甘。

归经 归肝、肾、肺经。

【选购】成熟后自然裂开的榴莲，保存时间不能太久，当产生酒精味时，说明已经变质。

◎相宜搭配

榴莲+鸡汤		▶滋补畏寒	榴莲+鸡肉	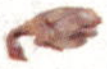	▶补血益气、滋润养阴
榴莲+山竹		▶减轻火热			

◎食疗功效 榴莲的营养价值极高，有“水果之王”之称，经常食用可以强身健体、健脾补气、补肾壮阳、温暖身体。榴莲性热，可以活血散寒、缓解经痛，特别适合受痛经困扰的女性食用。它还能改善腹部寒凉、促进体温上升，是寒性体质者的理想补品。

食用建议 体质偏寒者、病后及产妇适宜食用。体质虚寒者食用可壮阳助火，产后虚寒者可以榴莲做补品。糖尿病患者、痔疮患者、肾病及心脏病患者、实热体质的人忌食。

菠萝

● **别名**
凤梨、番梨、露兜子

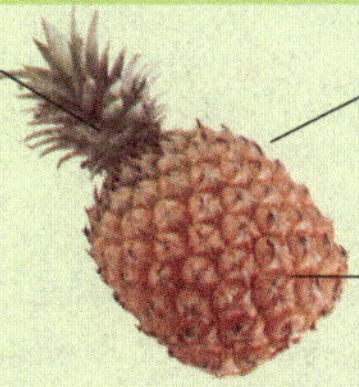

● **性味**
性平，味甘。

● **归经**
归脾、胃经。

【选购】外壳完整新鲜，不破皮，单果大，肉厚味香，擦皮时果壳瘤状突起物硬脆易断，无乳汁，声音混浊，为已熟果。

◎相宜搭配

菠萝+茅根 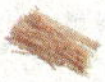 ▶**治疗肾炎。**

菠萝+猪肉 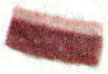 ▶**促进蛋白质吸收。**

菠萝+鸡肉 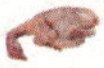 ▶**补虚填精、温中益气。**

◎食疗功效 富含多种营养素，具有清暑解渴、消食止泻、补脾胃、固元气、益气血、消食、祛湿等功效。菠萝含有丰富的菠萝酶，能分解蛋白质，帮助消化，尤其是过食肉类及油腻食物之后，吃些菠萝更为适宜。

食用建议 伤暑、身热烦渴、消化不良者及肾炎、高血压、支气管炎患者适宜食用。过敏体质的人、溃疡患者、肾脏病患者、凝血功能障碍者、发热者及患有湿疹、疥疮者忌食。

猕猴桃

● **别名**
狐狸桃、野梨、洋桃、藤梨、猴仔梨

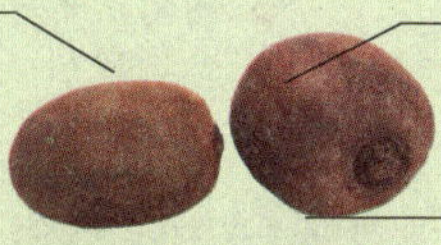

● **性味**
性寒，味甘、酸。

● **归经**
归胃、膀胱经。

【选购】购买猕猴桃，一般要选择整体处于坚硬状态的果实。还未成熟的果实可以和苹果放在一起，有催熟作用。

◎相宜搭配

猕猴桃+蜂蜜  ▶**清热生津、润燥止渴**

猕猴桃+橙子 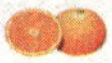 ▶**预防关节磨损**

猕猴桃+生姜  ▶**清热和胃**

猕猴桃+薏米 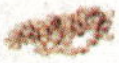 ▶**抑制癌细胞**

◎食疗功效 有生津解热、调中下气、止渴利尿、滋补强身之功效。含有硫醇蛋白的水解酶和超氧化物歧化酶，具有养颜、提高免疫力、抗癌、抗衰老、抗肿消炎的功能。猕猴桃含有的血清促进素具有稳定情绪的作用。

食用建议 胃癌、食管癌、肺癌、乳腺癌、高血压病患者，食欲不振者、消化不良者、老弱病人、情绪不振者、常吃烧烤类食物的人适宜食用。脾胃虚寒者、腹泻便溏者、糖尿病患者、先兆性流产和妊娠的女性忌用。

桃子

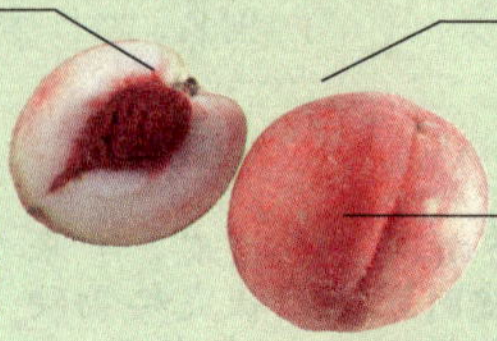

别名
佛桃、水蜜桃

性味
性温，味甘、酸。

归经
归肝、大肠经。

【选购】好的桃子果体大、形状端正、外皮无伤、无虫蛀斑、手感不软不硬。

◎相宜搭配

桃子+牛奶  ▶滋养皮肤

桃子+莴笋 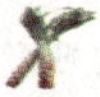 ▶营养丰富

◎食疗功效 含有蛋白质、脂肪、糖类、粗纤维、钙、磷、铁、胡萝卜素、维生素B_1等。桃子具有补心、解渴、充饥、生津之功效，含较多的有机酸和纤维素，能促进消化液的分泌，增加胃肠蠕动，增加食欲，有助于消化。

食用建议 低血糖、低血钾和缺铁性贫血者，肺病、肝病、水肿患者，消化力弱者适宜食用。内热生疮、毛囊炎、痈疖和面部痤疮、糖尿病患者忌食。

樱桃

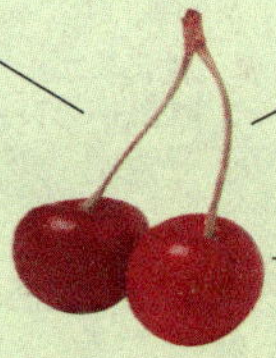

别名
莺桃、含桃、荆桃、樱株、车厘子

性味
性热，味甘。

归经
归脾、胃经。

【选购】可挑选表皮发亮，果梗呈绿色，表面没有褶皱的樱桃。

◎相宜搭配

樱桃+白糖  ▶对慢性气管炎有疗效

樱桃+桂圆 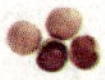 ▶补肝益气

樱桃+葱 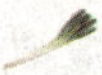 ▶对麻疹有疗效

樱桃+蜂蜜  ▶补中益气

◎食疗功效 樱桃具有益气、健脾、和胃、祛风湿的功效。常食樱桃可补充体内对铁元素的需求，促进血红蛋白再生，既可防治缺铁性贫血，又可增强体质、健脑益智，还能养颜驻容，使皮肤红润嫩白、去皱消斑。

食用建议 消化不良、饮食不香、瘫痪、四肢麻木、风湿腰腿痛、体质虚弱、面色无华、软弱无力者适宜食用。热性病及虚热咳嗽者、糖尿病患者、便秘者、痔疮患者、高血压患者、喉咙肿痛者忌食。

枇杷

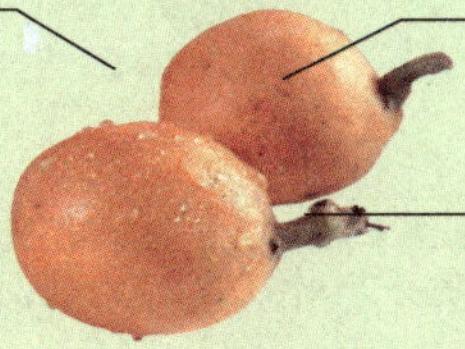

● 别名
芦橘、芦枝、金丸、炎果、焦子

● 性味
性平，味甘酸。

● 归经
归肺、胃经。

【选购】要选择颜色金黄、颗粒完整、里面有茸毛和果粉的果实。

◎相宜搭配

枇杷+银耳  ▶生津止渴	枇杷+蜂蜜 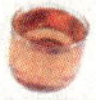 ▶防治伤风感冒
枇杷+海蜇 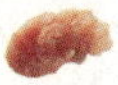 ▶清热、化痰、止咳	

◎食疗功效　具有生津止渴、清肺止咳、和胃除逆之功效，主治肺热咳嗽、久咳不愈、咽干口渴、胃气不足等症，有一定食疗功效。B族维生素的含量也很丰富，对保护视力、保持皮肤滋润健康、促进胎儿发育有重要作用。

食用建议　肺萎咳嗽、胸闷多痰及劳伤吐血者，坏血病患者适宜食用。儿童常吃对发育很有帮助，而且可以止咳、润肺、清热、利尿。糖尿病患者忌食。

芒果

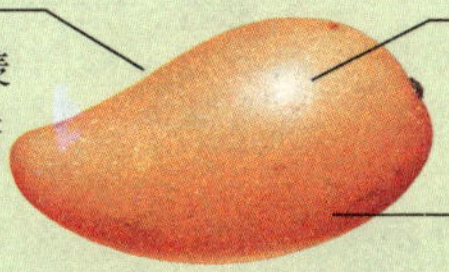

● 别名
檬果、望果、羡仔、忙果、庵罗果

● 性味
性平，味甘。

● 归经
归胃、小肠经。

【选购】挑选香味浓郁、大小相同的芒果，相对较重、组织较细密、水分较多的比较好吃。好芒果轻轻按压有弹性。

◎相宜搭配

芒果+蜂蜜  ▶防治晕车、晕船、呕吐	芒果+猪肉 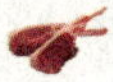 ▶治疗鼻出血
芒果+白糖  ▶生津解渴	芒果+牛奶  ▶营养丰富

◎食疗功效　芒果有生津止渴、益胃止呕、利尿止晕的功效。能降低胆固醇，常食有利于防治心血管疾病，有益于视力，能润泽皮肤。芒果有明显的抗氧化和保护脑神经元的作用，能延缓细胞衰老、提高脑功能。

食用建议　慢性咽喉炎患者、音哑者、眩晕症患者、梅尼埃综合征患者、高血压晕眩者及孕妇胸闷作呕时适宜食用。皮肤病或肿瘤患者、糖尿病患者、肠胃虚弱者、消化不良者、感冒以及风湿病患者忌食。

山楂

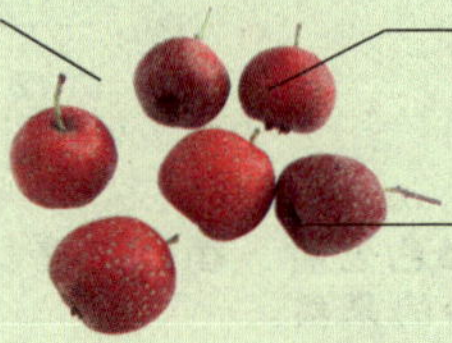

别名
山里红、酸楂

性味
性微温，微酸、甘。

归经
归肝、胃、大肠经。

【选购】以外表呈深红色，鲜亮而有光泽，果实丰满、圆鼓并且叶梗新鲜为佳。

◎相宜搭配

山楂+芹菜 ▶补血、消食、通便

山楂+兔肉 ▶补益气血、养胃消食

山楂+鸡肉 ▶促进蛋白质的吸收

◎食疗功效 消食化积、理气散瘀、收敛止泻、杀菌。山楂所含的大量维生素C和酸类物质，可促进胃液分泌，增加胃消化酶类，帮助消化。山楂还有活血化瘀的功效，有助于消除局部瘀血，对跌打损伤也有辅助治疗作用。

食用建议 糖尿病患者、患胃及十二指肠溃疡者、胃酸过多者、各种炎症患者、服用人参者、脾胃虚弱者、胃酸过多者、气虚便溏者、儿童、孕妇不宜食用。

石榴

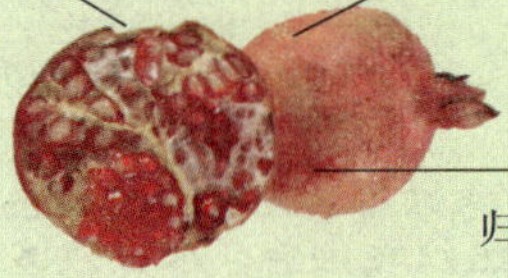

别名
甜石榴、酸石榴、安石榴

性味
性温，味酸。

归经
归脾、肾、大肠经。

【选购】选石榴最好不要选圆的，选有点方方正正的。石榴果实表皮未成熟时是浅绿色，成熟后呈黄白色或者米黄色，正常开口。

◎相宜搭配

石榴+山楂 ▶治痢疾

石榴+槟榔 ▶祛虫

石榴+生姜 ▶增加食欲

◎食疗功效 具有生津止渴、涩肠止泻、杀虫止痢的功效。石榴含有石榴酸等多种有机酸，能帮助消化吸收，增进食欲。石榴有明显收敛、抑菌、抗病毒的作用。石榴所含有的维生素C和胡萝卜素都是强氧化剂，可防止细胞癌变。

食用建议 老人、儿童、发热、口舌干燥、慢性腹泻、大便溏薄、肠滑久痢、女性白带清稀频多、酒醉烦渴、口臭和患扁桃体炎者适宜食用。不适宜便秘者、尿道炎患者、糖尿病患者、实热积滞者食用。

干果类

干果通常指有硬壳而水分少的一种果实，也指晒干后的水果。营养丰富，含蛋白质、油脂、矿物质，维生素含量较高，对人体生长发育、增强体质、预防疾病有极好的功效。不同的干果具有不同的功效，例如，具有“长寿之果”之称的松子，具有降血压、防止动脉硬化、防止因胆固醇增高而引起心血管疾病的作用。板栗对肾虚、腰腿无力等有较好功效。本节介绍了常见干果食品的别名、性味、归经、营养功效，以及选购、相宜食物搭配及功效、相克食物搭配及后果。

莲子

别名 莲肉、白莲子、湘莲子、石莲肉

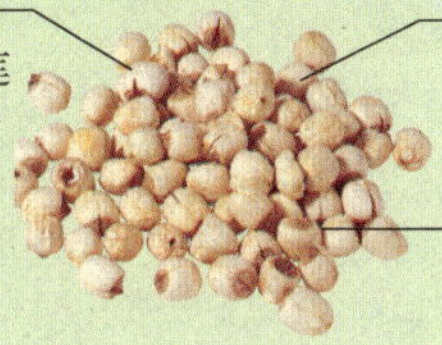

性味 鲜品性平，味甘、涩。干品性温，味甘、涩。

归经 归心、脾、肾经。

【选购】挑选莲子以饱满圆润、粒大洁白、芳香味甜、无霉变虫蛀者为佳。

◎相宜搭配

莲子+猪肚 ▶补气血	莲子+红薯 ▶通便、美容
莲子+桂圆 ▶补中益气、养心安神	莲子+木瓜 ▶食疗作用增强
莲子+鸭肉 ▶补肾健脾、滋补养阴	莲子+枸杞 ▶乌发明目、轻身延年
莲子+银耳 ▶滋补健身	莲子+百合 ▶清心安神
莲子+南瓜 ▶降脂降压、通便	

◎食疗功效 莲子含有丰富的蛋白质、脂肪、淀粉等。莲子养心、安神明目、健脾补胃、止泻固精、益肾、止带、滋补元气。还可预防早产、流产、孕妇腰酸。还有促进凝血，使某些酶活化，维持神经传导性，维持肌肉的伸缩性和心跳的节律等作用。莲子能帮助机体进行蛋白质、脂肪、糖类代谢，并维持酸碱平衡。将莲子芯2克用开水浸泡饮之，可治疗高热引起的烦躁不安、神志不清和梦遗滑精等症。

食用建议 慢性腹泻、癌症患者，失眠、多梦、遗精、心慌者适宜食用。中满痞胀及大便燥结者忌服。不能与牛奶同食，否则会加重便秘。

核桃

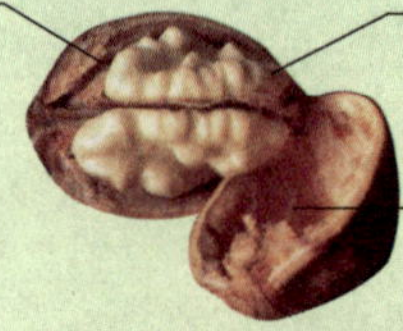

● 别名
胡桃、英国胡桃、波斯胡桃

● 性味
性温，味甘。

● 归经
归肺、肾经。

【选购】应选个大、外形圆整、干燥、壳薄、色泽白净、表面光洁、壳纹浅而少者。

◎相宜搭配

核桃+鳝鱼 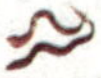 ▶降低血糖

核桃+薏米 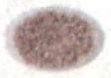 ▶补肺、补脾、补肾

核桃+红枣 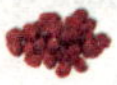 ▶美容养颜

◎食疗功效　核桃具有滋补肝肾、强健筋骨之功效。核桃油中油酸、亚油酸等不饱和脂肪酸含量高于橄榄油，饱和脂肪酸含量极微，是预防动脉硬化、冠心病的优质食用油，能润肌肤、乌须发、润肺强肾、降低血脂。

食用建议　肾亏腰痛、肺虚久咳、气喘、健忘怠倦、食欲不振、腰膝酸软、气管炎、便秘、神经系统发育不良、神经衰弱、心脑血管疾病患者适宜食用。肺脓肿、慢性肠炎患者忌食。

花生

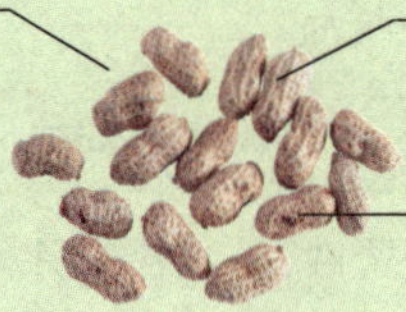

● 别名
长生果、长寿果、落花生

● 性味
性平，味甘。

● 归经
归脾、肺经。

【选购】以果荚呈土黄色或白色、色泽分布均匀一致者为宜。果仁以颗粒饱满、形态完整、大小均匀、有光泽、无杂质的为好。

◎相宜搭配

花生+红枣 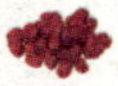 ▶健脾、止血

花生+芹菜 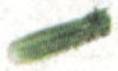 ▶预防心血管疾病

花生+醋 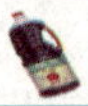 ▶增食欲、降血压

◎食疗功效　可促进人体的新陈代谢、增强记忆力，可益智、抗衰老、延长寿命。还具有止血功效，其外皮含有可对抗纤维蛋白溶解的成分，可改善血小板的质量。可预防心脏病、高血压和脑出血。

食用建议　营养不良、脾胃失调、燥咳、反胃、脚气病、咳嗽痰喘、高血压、咳血、血尿、鼻出血、牙龈出血患者和乳汁缺乏者适宜食用。胆囊炎、慢性胃炎、慢性肠炎、脾虚便溏患者忌食。

杏仁

● **别名**
核仁、杏子、木落子、苦杏仁、杏梅仁、杏、甜梅

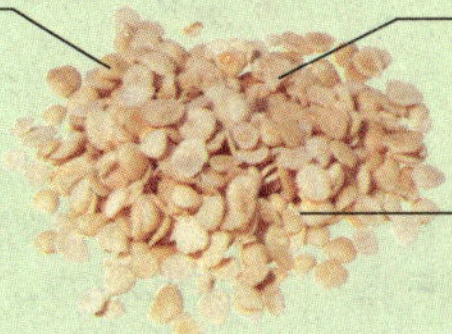

● **性味**
性温、味苦。

● **归经**
归肺、脾、大肠经。

【选购】**应选壳不分裂、不发霉或染色的杏仁。购买的杏仁要有统一的颜色、气味香甜。**

◎相宜搭配

杏仁+糯米 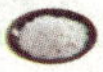 ▶**补中益气，温中润肺**

杏仁+百合  ▶**润肺止咳，清心安神**

杏仁+薏米 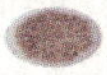 ▶**祛湿，化痰止咳**

◎食疗功效 能发散风寒，下气除喘，通便。苦杏仁对于因伤风感冒引起的多痰、咳嗽气喘、大便燥结等症状疗效显著。甜杏仁有润肺、止咳、润肠之功效，适用于干咳无痰、肺虚久咳及便秘等症，还有益于心脏。

食用建议 伤风感冒、肺虚咳嗽、干咳无痰、便秘患者适宜食用。凡阴亏、郁火者，则不宜单味药长期内服。如肺结核、支气管炎、慢性肠炎、干咳无痰等病症患者忌单味药久服。

白果

● **别名**
鸭脚子、银杏果

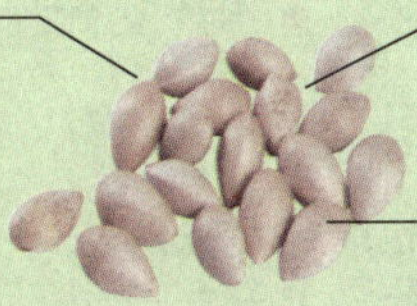

● **性味**
性平、味甘、苦涩。

● **归经**
归肺、肾经。

【选购】**优质的白果外表洁白、无霉点、无裂果，白果种仁呈黄绿色，摇动种核无声音，无异味。**

◎相宜搭配

白果+燕窝 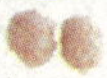 ▶**滋阴补肾，敛肺止喘**

白果+鸡蛋 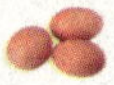 ▶**补脾、涩肠止泻**

◎食疗功效 白果中含有淀粉、粗蛋白、脂肪、蔗糖、白果酸、白果酚、矿物元素、粗纤维，有抑菌、杀菌作用，可防治疗呼吸感染性疾病，具有敛肺气、定喘咳的功效。白果有收缩膀胱括约肌的作用。白果还可以辅助治疗心脑血管疾病。

食用建议 支气管哮喘、慢性气管炎、肺结核患者适宜食用。呕吐者及儿童不宜食用。白果代谢产物里面有微量氢氰酸，会引起中枢性呼吸抑制，一次少吃为好。

板栗

● **别名**
毛栗、瑰栗、凤栗、栗子

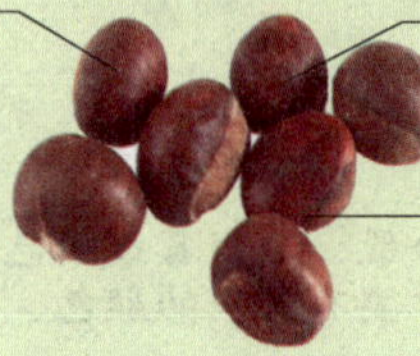

● **性味**
性温，味甘、平。

● **归经**
归脾、胃、肾经。

【选购】选购板栗要先看颜色，外壳鲜红，带褐、紫、赭等色，颗粒光泽的，品质一般较好。

◎相宜搭配

板栗+鸡肉 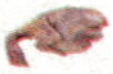 ▶补肾虚、益脾胃

板栗+红枣 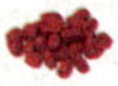 ▶补肾虚、治腰痛

板栗+白菜 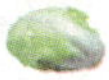 ▶健脑益肾

◎食疗功效 板栗具有养胃健脾、补肾强腰之功效，可防治高血压病、冠心病、动脉硬化、骨质疏松等疾病，是抗衰老、延年益寿的滋补佳品。常吃板栗，还可以有效治疗日久难愈的小儿口舌生疮和成人口腔溃疡。

食用建议 气管炎咳喘、肾虚、尿频、腰酸、腿脚无力者适宜食用。便秘者、产妇、儿童不宜食用。栗子生吃难消化，熟食容易滞气，一次吃得太多会伤脾胃，每天食用宜少于10个。

葵花子

● **别名**
天葵子、瓜子、向日葵子

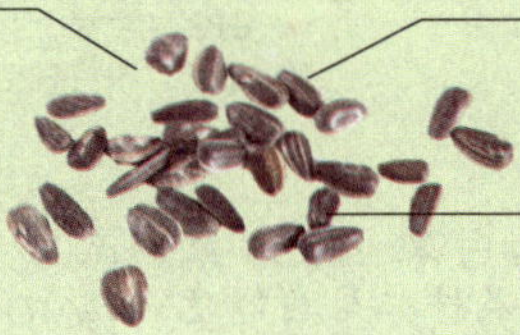

● **性味**
性平，味甘。

● **归经**
归心、大肠经。

【选购】应挑选颗粒饱满、皮壳薄，出仁率高的，无煳味的葵花子。

◎相宜搭配

葵花子+芹菜 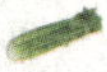 ▶降血压

葵花子+鸡蛋 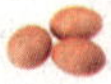 +白糖  ▶治湿毒带下

葵花子+老母鸡 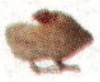 ▶补益安神

◎食疗功效 葵花子中丰富的钾元素对保护心脏功能、预防高血压颇有裨益，而维生素E可促进血液循环、抗氧化、防衰老；所含植物胆固醇和磷脂能够抑制人体内胆固醇的合成，防止血浆胆固醇过多，可防止动脉硬化。

食用建议 血痢、痈肿、便秘、动脉粥样硬化、高血压、冠心病、脑梗死患者适宜食用。肝脏病、出血性疾病、急性肠炎、慢性肠炎患者忌食。

南瓜子

● **别名**
南瓜仁、白瓜子

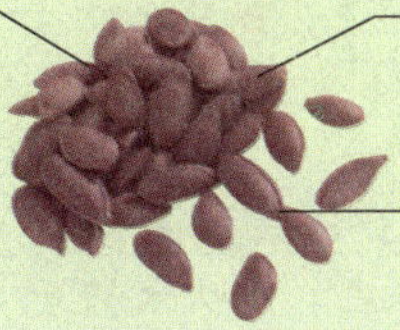

● **性味**
性温，味甘。

● **归经**
归肺、大肠经。

【选购】挑选个大、籽粒饱满、无霉烂变质、虫蛀的南瓜子，购回之后要进行筛选、清除坏籽或杂质，防止“病从口入”。

◎相宜搭配

南瓜子+花生 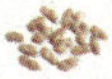 ▶改善营养不良

南瓜子+白糖  ▶治血吸虫病

南瓜子+蜂蜜  ▶治蛔虫病

南瓜子+花生米 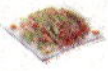 ▶治营养不良

◎食疗功效 南瓜子能帮助维持人体细胞健康，促进身体发育，多吃可以促进骨骼发育。南瓜子可以缓解静止性心绞痛，并有降压、驱肠道寄生虫的作用。

食用建议 手脚水肿的产妇，百日咳、痔疮、血吸虫病、蛔虫病、糖尿病、前列腺患者可以经常食用南瓜子。胃热病人宜少食，否则会感到脘腹胀闷。

腰果

● **别名**
肾果 、树花生、鸡腰果

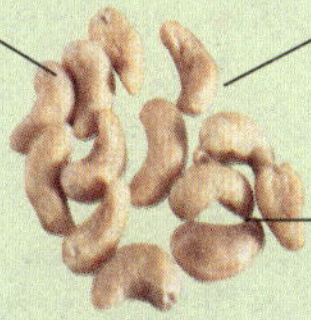

● **性味**
性平，味甘。

● **归经**
归肾、大肠经。

【选购】选购时应挑选外观呈完整月牙形、色泽白、饱满、气味香、油脂丰富、无蛀洞、无斑点的腰果。

◎相宜搭配

腰果+莲子  ▶补润五脏、安神

腰果+芡实 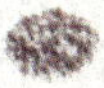 ▶补润五脏、安神

腰果+茯苓 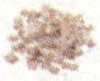 ▶补润五脏、安神

腰果+薏米  ▶补润五脏、安神

◎食疗功效 对食欲不振、心衰、下肢水肿及多种炎症有显著功效，尤其有酒糟鼻的人更应多食。腰果对夜盲症、干眼病及皮肤角化有防治作用，能增强人体抗病能力、防治癌肿。腰果还含有丰富的油脂，可以润肠通便、润肤美容、延缓衰老。

食用建议 便秘、风湿性关节炎、高血压、尿结石患者适宜食用。腰果含油脂丰富，故不适合胆功能严重不良者、肠炎患者、腹泻患者和痰多患者食用。

开心果

● **别名**
无名子、阿月浑子

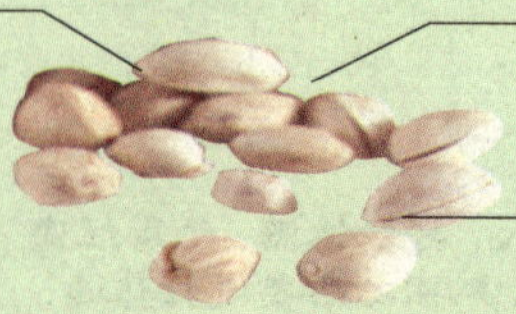

● **性味**
性平，味甘。

● **归经**
归脾、胃经。

【选购】好的开心果果壳具有自然光泽、果仁呈自然露绿色。个头大的开心果比个头小的口感更好，也更有嚼劲。

◎相宜搭配

开心果+蔬菜 +豆类 ▶消耗脂肪，帮助减肥

开心果+红椒 ▶促进食欲

开心果+核桃仁 ▶防治习惯性便秘

开心果+鸡肉 ▶养神抗衰、润肠排毒

◎食疗功效 具有抗衰老、润肠通便、强身健体的功效，有利于机体排毒。开心果富含精氨酸，它不仅可以缓解动脉硬化的发生，有助于降低血脂，还能降低心脏病发作危险，降低胆固醇，缓解急性精神压力反应等。

食用建议 神经衰弱、贫血、水肿、营养不良、慢性泻痢患者适宜食用。高血脂、糖尿病患者及肥胖者忌食。每天吃28克开心果，不仅不用担心发胖，还有助于控制体重。

松子

● **别名**
松子仁，海松子、红果松、罗松子

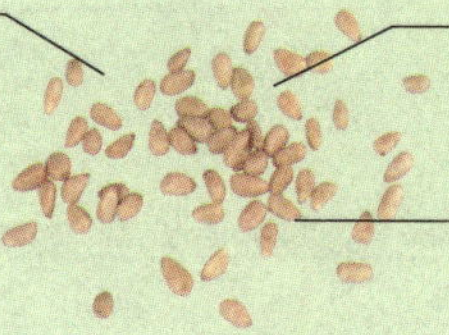

● **性味**
性平，味甘。

● **归经**
归肝、肺、大肠经。

【选购】宜挑选色泽红亮、个头大、仁饱满、颗粒均匀、开口不均匀、气味清香的松子。

◎相宜搭配

松子+鸡肉 ▶预防心脏病、中风

松子+红枣 ▶养颜益寿

松子+兔肉 ▶美容养颜、益智醒脑

松子+桂圆 ▶养胃滋补

松子+核桃 ▶防治便秘

◎食疗功效 松子具有强阳补骨、滋阴养液、补益气血、润燥滑肠之功效，可用于病后体虚、肌肤失润、肺燥咳嗽、口渴便秘、头昏目眩、自汗、心悸等病症。松子对大脑和神经大有补益作用，是学生和脑力劳动者的健脑佳品，可以预防老年痴呆症。

食用建议 松子以煮食、炒食为主，无论老少皆可食用。常食松子可延年益寿、美容养颜。心脑血管疾病患者适宜食用。腹泻患者忌食。

蛋奶类

常见的蛋类有鸡蛋、鸭蛋、鹅蛋和鹌鹑蛋等，各种禽蛋的营养成分大致相同，均富含优质蛋白、卵磷脂、维生素D等营养成分。全蛋蛋白质几乎能被人体完全吸收利用，是食物中最理想的优质蛋白质。奶类食物营养丰富，富含钙、蛋白质、脂肪以及多种微量元素，容易消化吸收，食用价值很高。像牛奶、酸奶、奶酪这些奶类制品，都是人们日常生活中离不开的。本节对常见的蛋奶类食物的性味、归经、选购、功效以及饮食宜忌均作了概述。

鸡蛋

别名 鸡卵、鸡子

性味 性平、味甘。

归经 归脾、肺经。

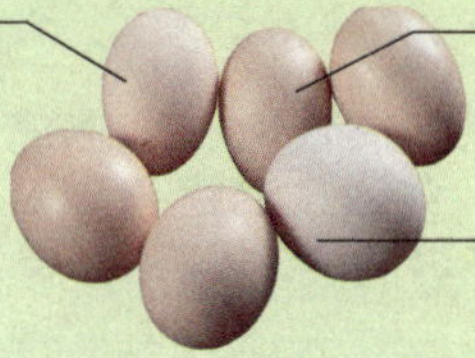

【选购】用拇指、食指和中指捏住鸡蛋摇晃，好的蛋没有声音。

◎相宜搭配

鸡蛋+醋	▶降低血脂	鸡蛋+菠菜	▶养心润肺、安神
鸡蛋+干贝	▶增强人体免疫力	鸡蛋+大豆	▶降低血脂
鸡蛋+羊肉	▶延缓衰老		

◎食疗功效 鸡蛋是母鸡的卵，营养丰富。蛋清中富含大量水分、蛋白质，蛋黄中富含脂肪，其中约10%为磷脂，而磷脂中又以卵磷脂为主，另外还含胆固醇、钙、磷、铁、维生素A、维生素D和维生素B_2等。鸡蛋清性微寒而气清，能益精补气、润肺利咽、清热解毒，蛋清搭配蜂蜜制成面膜还具有护肤美肤的作用，有助于延缓衰老。蛋黄性温而气浑，能润阴润燥、养血熄风。

食用建议 体质虚弱者、营养不良者、贫血者、女性产后病后以及老年高血压、高血脂、冠心病等病症患者适宜食用。肝炎、高热、腹泻、胆石症、皮肤生疮化脓、肾病患者忌食。

鸭蛋

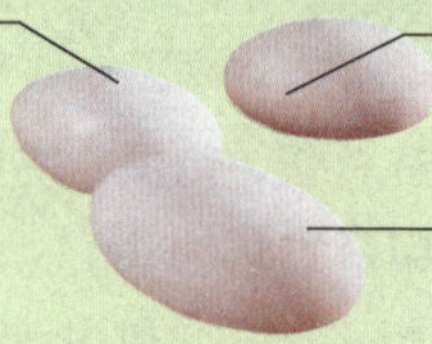

别名
鸭卵

性味
性凉，味甘、咸。

归经
归肺、脾经。

【选购】选购时，握住鸭蛋左右摇晃，不发出声音的就是好的鸭蛋。

◎相宜搭配

鸭蛋+百合 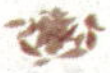 ▶滋阴润肺

鸭蛋+银耳  ▶治疗咽喉干燥等症状

鸭蛋+黑木耳 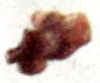 ▶提神健脑

◎食疗功效　富含蛋白质、脂肪、维生素B_2、铁、钙等。鸭蛋具有润阴清肺、止痢之功效，对喉痛、牙痛、热咳、胸闷、赤白痢等症有食疗作用。对水肿胀满等有一定的食疗功效，外用还可缓解疮毒。

食用建议　肺热咳嗽、咽喉痛、泻痢等病症患者适宜食用。寒湿下痢、脾阳不足、食后气滞痞闷以及患有癌症、高脂血症、高血压病、动脉硬化、脂肪肝等病症者，肾炎病人，生病期间的人忌食。

鹅蛋

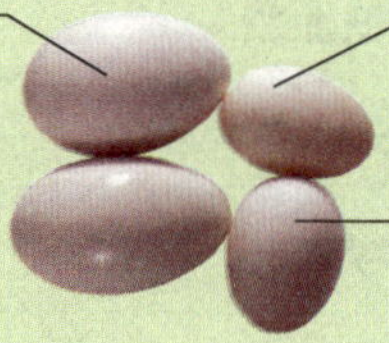

别名
鹅卵

性味
性微温，味甘。

归经
归脾、胃经。

【选购】用拇指、食指和中指捏住鹅蛋摇晃，好的蛋没有声音。

◎相宜搭配

鹅蛋+白糖  ▶清脑益智、增强记忆力

◎食疗功效　鹅蛋是母鹅的卵，营养丰富，味道鲜美。鹅蛋富含的蛋白质易于被人体消化吸收，含有较多的卵磷脂，对人的脑及神经组织的发育有重大作用，可补中益气，在寒冷季节多吃一点可防御寒气对人体的侵袭。鹅蛋的蛋黄中有丰富的维生素A、维生素D、维生素E、核黄素和硫胺素，蛋白中的维生素以核黄素和烟酸居多。

食用建议　鹅蛋中含有一种碱性物质，对内脏有损害。每天食用不宜超过两个，以免伤到内脏。一般人均可食用。老人、儿童、体虚贫血者适宜食用。低热不退、动脉硬化、气滞者忌食。

鸽子蛋

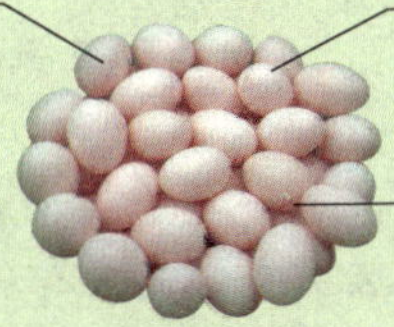

● 别名
鸽子卵

● 性味
性平，味甘、咸。

● 归经
归脾、肾经。

【选购】好鸽子蛋对着阳光看稍有些透明，毫无色素斑点残留，鸽子蛋煮熟后蛋白透明，口感会非常细腻。

◎相宜搭配

鸽子蛋+枸杞 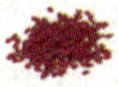 ▶可治疗女性白带异常

鸽子蛋+菜花 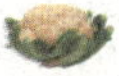 ▶健脾养胃、防衰老

鸽子蛋+牛奶  ▶清凉解渴

鸽子蛋+核桃 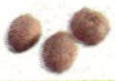 ▶益智补脑、安神助眠

◎食疗功效 鸽子蛋是鸽子的卵，营养丰富，蛋白质含量丰富，可增强机体的免疫力。鸽子蛋还富含优质磷脂，可以有效改善皮肤弹性和血液循环，此外，鸽子蛋还富含铁、钙、维生素，是滋阴补肾的佳品。

食用建议 是老年人、儿童、体虚者、贫血者的理想营养食品，含脂肪较低，适合高脂血症患者食用，钙、磷的含量高，非常适于婴幼儿食用，常吃可预防儿童麻疹。食积胃热者、性欲旺盛者及孕妇不宜食用。

鹌鹑蛋

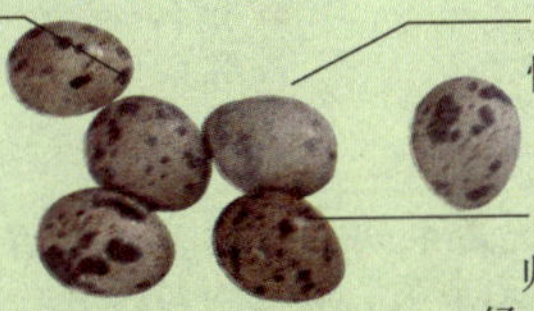

● 别名
鹑鸟蛋、鹌鹑卵

● 性味
性平，味甘。

● 归经
归心、脾、肾经。

【选购】好的鹌鹑蛋外壳为灰白色，并夹杂有红褐色和紫褐色的斑纹，色泽鲜艳，壳硬，蛋黄呈深黄色，蛋白黏稠。

◎相宜搭配

鹌鹑蛋+银耳  ▶强精补肾、提神健脑

鹌鹑蛋+牛奶  ▶增强免疫

◎食疗功效 鹌鹑蛋是鹌鹑的卵，营养丰富，味道好，药用价值高。鹌鹑蛋虽然体积小，但它的营养价值与鸡蛋一样高，是天然补品。在营养上有独到之处，故有“卵中佳品”之称。鹌鹑蛋具有强筋壮骨、补气益气、除风湿的功效。其对胆怯健忘、头晕目眩、久病或老弱体衰、气血不足、心悸失眠、体倦食少等病症有食疗作用。鹌鹑蛋所含丰富的卵磷脂，具有健脑的作用，非常适合老年人和学生食用，可预防神经衰弱。

食用建议 食用鹌鹑蛋时一般是先将其煮熟再剥去壳炒食或煮食。一般人群及心血管病患者均适宜食用。但脑血管病人忌食。

松花蛋

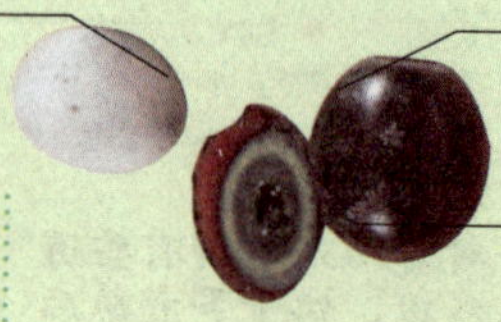

别名
皮蛋、变蛋、灰包蛋

性味
性寒，味辛、涩、甘、咸。

归经
归胃经。

【选购】质量好的皮蛋，蛋壳呈茶青色，外壳上的涂料泥身完整，而且有扑鼻的碱味。

◎相宜搭配

松花蛋+西蓝花 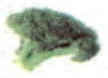 ▶润肺爽喉、清热健胃

松花蛋+醋 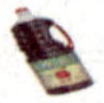 ▶开胃消食

松花蛋+豆腐 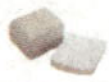 ▶养肝明目、清热健胃

◎食疗功效 松花蛋较鸭蛋含更多矿物质，脂肪和总热量却稍有下降，它能刺激消化器官，增进食欲，促进营养的消化吸收，中和胃酸，具有润肺、养阴止血、凉肠、止泻、降压之功效。此外，松花蛋还有保护血管的作用。

食用建议 一般人皆可食用。少儿、脾阳不足者、寒湿下痢者、心血管病患者、肝肾疾病患者忌食。由于松花蛋含铅，故一般人也不可以过多食用。

牛奶

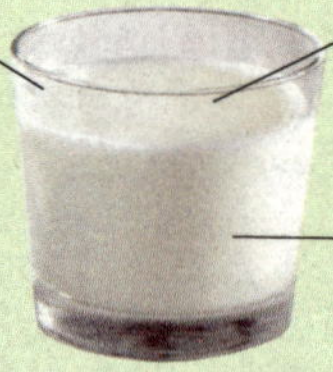

别名
牛乳

性味
性平，味甘。

归经
归心、肺、肾、胃经。

【选购】新鲜优质牛奶应有鲜美的乳香味，以乳白色、无杂质、质地均匀为宜。

◎相宜搭配

牛奶+木瓜 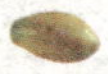 ▶美白护肤、通便

牛奶+草莓 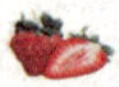 ▶养心安神

牛奶+火龙果 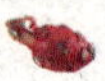 ▶有解毒功效

◎食疗功效 牛奶具有补肺养胃、生津润肠之功效。喝牛奶能促进睡眠安稳，牛奶中的碘、锌和卵磷脂能大大提高大脑的工作效率，牛奶中的镁元素会促进心脏和神经系统的耐疲劳性。牛奶能润泽肌肤，经常饮用可以增加肌肤弹性。

食用建议 消化道溃疡、病后体虚、黄疸、大便秘结、气血不足、阴虚便秘患者适宜食用。胃切除者，胆囊炎、胰腺炎、肝硬化、肾衰竭、泌尿系统结石、缺铁性贫血患者忌食。

酸奶

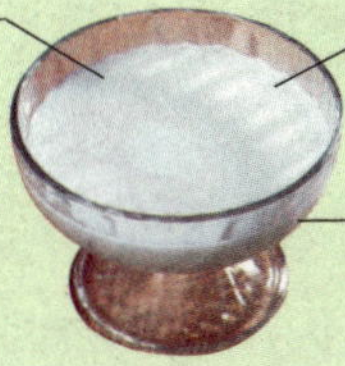

● 别名
酸牛奶
● 性味
性平，味酸、甘。
● 归经
归胃、大肠经。

【选购】选购酸奶时，首先要注意包装上的说明，选择蛋白质含量≥2.3%的产品。

◎相宜搭配

酸奶+桃子  ▶**增加营养价值**	酸奶+苹果 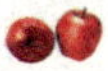 ▶**开胃消食**
酸奶+草莓  ▶**增加营养价值**	

◎食疗功效 具有生津止渴、补虚开胃、润肠通便、降血脂、抗癌等功效，能调节机体内微生物的平衡。经常喝酸奶可以防治癌症和贫血，并可改善牛皮癣的症状和缓解儿童营养不良。老人每天喝酸奶可矫正由于偏食引起的营养缺乏。

食用建议 身体虚弱、气血不足、营养不良、皮肤干燥、肠燥便秘及消化道癌症等病症患者适宜食用。泌尿系结石、小儿痴呆、重症肝炎及肝性脑病、急性肾炎及肾衰竭、糖尿病酮症酸中毒患者忌食。

奶酪

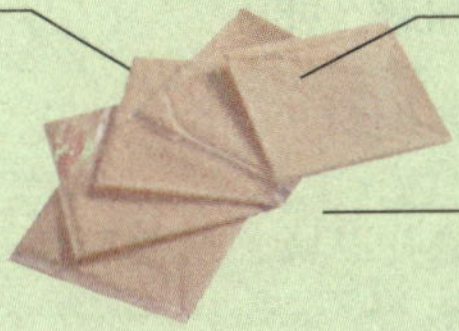

● 别名
起司、干酪、起士
● 性味
性平，味甘、酸。
● 归经
归胃、大肠经。

【选购】刚生产的新鲜奶酪品质较佳，尤其是颜色呈白色者更好，变黄则表示其不新鲜。

◎相宜搭配

奶酪+面包  ▶**提供丰富的营养**	奶酪+草莓  ▶**滋补养血、生津润燥**

◎食疗功效 奶酪能提高人体抵抗疾病的能力，促进新陈代谢，保护眼睛，并可保持肌肤健美。奶酪有利于维持人体肠道内正常菌群的稳定和平衡，防治便秘和腹泻。吃奶酪能大大增加牙齿表层的含钙量，起到抑制牙病发生的作用。

食用建议 奶酪一般用于西餐中，和面包、糕点搭配，增加口感。所有人均可食用奶酪。对孕妇、中老年人及成长发育旺盛的青少年来说，奶酪是最好的补钙食品。肥胖者、服用单胺氧化酶抑制剂的人忌食。

饮品类

饮品是指以水、粮食、果蔬或奶等为基本原料加工而成的流体或半流体食品，一般果汁饮品糖类含量比较高，可为人体提供能量。人体含水量为60%~95%，我们每天都会因为工作或者其他的活动而流失很多的水分，这时水分的补充当然非常重要。在这个生活品质越来越高的时代里，人们当然不仅仅局限于只以白开水来解渴和补充水分了。在适当的时候喝饮品可为机体补充能量，比如燥热时喝西瓜汁可解暑止渴，疲倦时喝菊花枸杞茶可情感明目等。饮品是人体每天必不可少的部分，本节介绍了一些饮品的相关特性，让您喝出健康，喝出美丽。

豆浆

别名 豆腐浆

性味 性平，味甘。

归经 归心、脾、肾经。

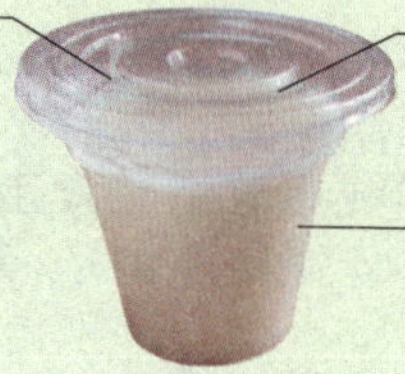

【选购】好豆浆应有股浓浓的豆香味，浓度高，略凉时表面有一层油皮，口感爽滑。

◎相宜搭配

豆浆+花生 ▶润肤、补虚	豆浆+核桃 ▶增强免疫力
豆浆+黑芝麻 ▶养颜润肤、乌发养发	豆浆+燕麦 ▶提高机体免疫力
豆浆+枸杞 ▶滋补肝肾、益精明目	豆浆+芝麻 ▶提高机体免疫力
豆浆+红枣 ▶滋阴益气、养血安神	豆浆+杏仁 ▶预防呼吸道疾病
豆浆+胡萝卜 ▶增强免疫力	

◎食疗功效 豆浆富含钙、铁、磷、锌、硒等矿物元素及多种维生素，含有人体所需的优质植物蛋白和8种氨基酸，并含有可有效降低人体胆固醇及抑制体内脂肪发生过氧化现象的大豆皂苷等物质，不含胆固醇。豆浆具有清火润肠、降脂降糖、化痰补虚、防病抗癌、增强免疫等功效，常饮鲜豆浆对高血压、糖尿病、冠心病、慢性支气管炎、便秘、动脉硬化及骨质疏松等患者大有益处。

食用建议 一般人均宜食用，尤其是中老年体质虚弱、营养不良者宜经常食用。但胃寒、腹泻、腹胀、慢性肠炎、夜尿频多、遗精患者忌食。豆浆加热时应加热到90度以上才能破坏皂毒素。

柠檬汁

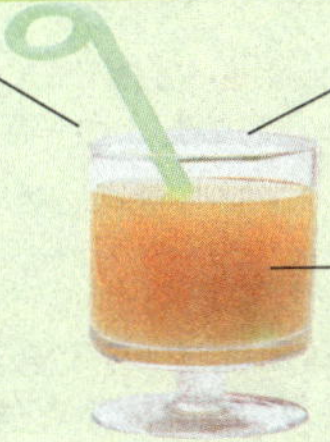

别名
无

性味
性平，味酸、甘。

归经
归肝、胃经。

【选购】宜选购味酸、并伴有淡淡的苦味和清香味的柠檬汁。

◎相宜搭配

- 柠檬汁+蜂蜜  ▶消暑解渴、润肠通便
- 柠檬汁+马蹄  ▶生津止渴、清热利尿
- 柠檬汁+牛奶  ▶嫩白皮肤

◎食疗功效 柠檬汁具有生津止渴、清热祛暑、化痰止咳、健胃消食、美白养颜等功效，可用于暑热烦渴、孕妇食少、胎动不安、高血脂等症。柠檬富含维生素C，能改善人体血液循环，降低胆固醇，预防心脑血管疾病，增强免疫力，可预防癌症和感冒，还可用于治疗坏血病。经常食用柠檬汁还能达到祛斑美肤的功效，令肌肤细腻光洁。

食用建议 感冒、贫血、高血压、糖尿病、骨质疏松、肾结石患者适宜食用。胃溃疡患者、胃酸分泌过多者，患有龋齿者和糖尿病患者忌食。柠檬汁富含维生素，常喝柠檬汁可减肥瘦身。

糯米酒

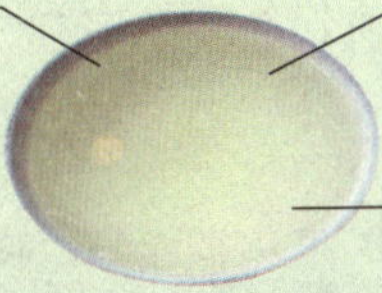

别名
菠甜酒、酒酿、江米酒、醪糟

性味
性温，味甘、涩。

归经
归脾、胃经。

【选购】糯米酒有新旧酒酿，选购的时候，可以看玻璃罐中的米，米的中央有一个洞，洞大的比较老，洞小的是新发酵的。

◎相宜搭配

- 糯米酒+鸡蛋 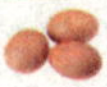 ▶补中益气、强健筋骨
- 糯米酒+荔枝 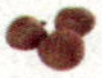 ▶助阳壮力、滋补气血
- 糯米酒+红糖  ▶补中益气、强健筋骨
- 糯米酒+红枣 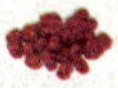 ▶助阳壮力、滋补气血
- 糯米酒+桂圆  ▶助阳壮力、滋补气血
- 糯米酒+人参 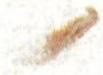 ▶助阳壮力、滋补气血

◎食疗功效 糯米酒具有提神解乏、解渴消暑、促进血液循环、润肤、助消化、增食欲之功效。糯米酒甘甜芳醇，能刺激消化腺的分泌，增进食欲，有助消化，是中老年人、孕产妇和身体虚弱者补气养血之佳品。

食用建议 一般人均可食用。中老年人、孕产妇和身体虚弱者更适宜饮用。糖尿病患者不食或少食，脾胃虚弱者不宜食用。糯米酒亦可经常与鸡蛋、红糖搭配煮食，对月经不调的女性也有良好的疗效。

白酒

● **别名**
烧酒、白干儿

● **性味**
性温，味甘、辛。

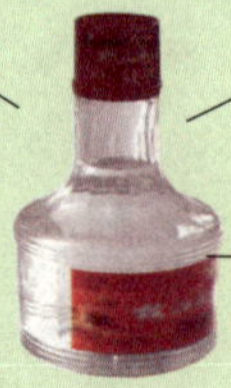

● **归经**
归心、肝、肺、胃经。

【选购】应在正规的大型商场或者超市中选购大品牌生产的白酒，以无色透明，无悬浮物、浑浊物和沉淀现象，醇厚无异味者为佳。

◎相宜搭配

白酒+蛇血  ▶补养气血

白酒+红花酒  ▶治疗血瘀性痛经症

白酒+龟肉 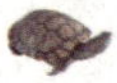 ▶治疗多年咳嗽

白酒+鹿茸 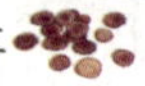 ▶补肾壮阳、益精生髓

◎食疗功效 具有散寒气、助药力、活血通脉、消除疲劳、御寒提神之功效。适量饮酒能够降低心血管疾病和某些癌症的发生概率。饮用少量白酒特别是低度白酒可以扩张小血管、促进血液循环、延缓胆固醇等脂质在血管壁的沉积。

食用建议 高血压病、高血脂、痛风、血管硬化、冠心病、心动过速、癌症、肝炎、肝硬化、糖尿病、食管炎、溃疡等病症患者忌饮。肥胖者、体弱的老年人、儿童、新婚夫妇或孕妇忌食。

红葡萄酒

● **别名**
干红葡萄酒

● **性味**
性平，味甘。

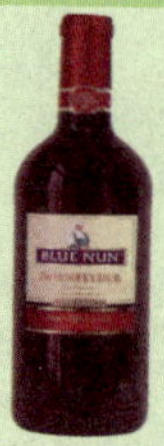

● **归经**
归肠、胃经。

【选购】瓶底有少许沉淀是允许的，这是由于红葡萄酒陈年发酵产生，但酒液应该是清纯的。

◎相宜搭配

红葡萄酒+奶酪  ▶加速新陈代谢

◎食疗功效 红葡萄酒是选择皮红肉皆红的酿酒葡萄，采用皮汁混合发酵，然后进行分离陈酿而成的葡萄酒。红葡萄酒具有降低胆固醇、软化血管、保护心脏、降血压、降血脂、抗衰老等功效。红葡萄酒中丰富的单宁酸可预防蛀牙及防止辐射伤害。红葡萄酒中含有较多的抗氧化剂，能消除或对抗氧自由基，具有抗老防病的作用。

食用建议 适合健康成年人饮用，女性更适宜。常喝红葡萄酒有美容作用。对身体虚弱、患有睡眠障碍者及老年人均有很好的作用。糖尿病和严重溃疡病患者不宜饮红葡萄酒。

红茶

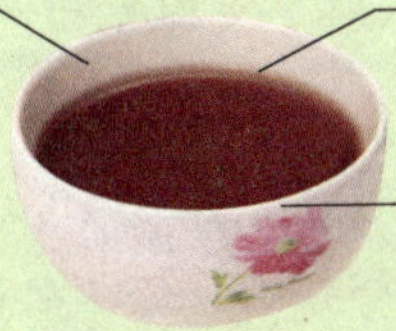

别名
祁红、滇红
性味
性凉，味甘。
归经
归心、肺、胃经。

【选购】高档红茶的茶芽含量高，条形细紧或肥壮紧实，色泽乌黑有油光，茶条上金色毫毛较多，香气甜香浓郁。

◎相宜搭配

红茶+柠檬 ▶开胃消食

红茶+牛奶 ▶保暖养胃，美容养颜

红茶+糖 ▶驱寒暖胃

◎食疗功效　具有暖胃养生、提神益思、消除疲劳、消除水肿、止泻、抗菌、增强免疫等功效。有助于胃肠消化，能促进食欲，可有效防治心肌梗死，强壮心肌的功能，降低血糖值与高血压，预防蛀牙与食物中毒等。

食用建议　一般人均可饮用，尤其适合胃寒、糖尿病人饮用。孕妇、贫血患者、习惯性便秘患者、睡眠状况欠佳和身体较弱的人，不宜饮红茶。

绿茶

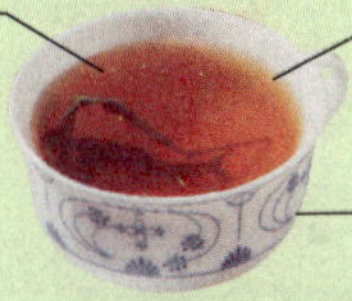

别名
苦茗
性味
性凉，味甘、苦。
归经
归心、肺、胃经。

【选购】外观色泽嫩绿或翠绿，香气以嫩香为主，兼有花香或清香，汤色嫩绿清澈，滋味鲜爽，回味有余甘。

◎相宜搭配

绿茶+蜂蜜 ▶补中益气、润肠通便

绿茶+茉莉花 ▶疏肝解郁

绿茶+柠檬 ▶排毒养颜

绿茶+山楂 ▶降血压、降血脂

◎食疗功效　常饮绿茶可消脂去腻、清热解毒、利尿排毒、坚固牙齿、提神醒脑、强心抗癌、减肥健美，可增强肾脏和肝脏的功能、防止恶性贫血和胆固醇增高，对肝炎、肾炎、白血病等具有辅助疗效。

食用建议　高脂血症、糖尿病、高血压、白血病、贫血、冠心病、肝炎、肾炎、肠炎腹泻、夜盲症、心动过缓、肥胖症及人体各部位的癌症等病症患者宜食。失眠、胃寒、孕妇及产妇在哺乳期者忌饮绿茶。

桂花茶

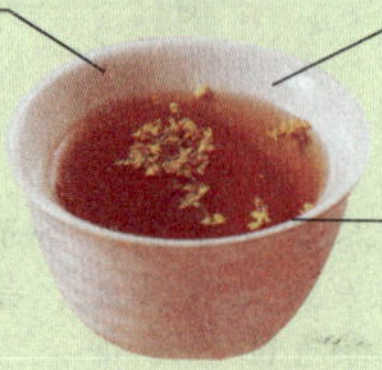

● **别名** 九里香、木樨花、岩桂

● **性味** 性温，味辛。

● **归经** 归肝、胃、肺经。

【选购】新鲜的桂花茶色绿而明亮，形态完整，用手能够捏碎，香味馥郁持久。

◎相宜搭配

桂花茶+荷叶 ▶强肌滋肤、活血润喉	桂花茶+白糖 ▶健脾开胃
桂花茶+藕粉 ▶健脾开胃、生津止渴	桂花茶+小枣 ▶健脾补气
桂花茶+蜂蜜 ▶养心安神、疏肝解郁	桂花茶+茉莉花 ▶解郁安神

◎食疗功效 桂花茶是由精制绿茶与鲜桂花窨制而成的一种名贵花茶。具有温中散寒、活血益气、健脾胃、助消化、暖胃止痛等功效。桂花的香气则具有平衡情绪、缓和身心压力、消除烦闷、提升情欲等功效。

食用建议 气血虚弱、胃寒疼痛、牙痛、口腔异味者宜食。习惯性便秘患者、睡眠状况欠佳和身体较弱的人不宜食用。除了饮用桂花茶外，还可以将桂花、纯藕粉加白糖冲调成桂花藕粉，味美且开胃。

茉莉花茶

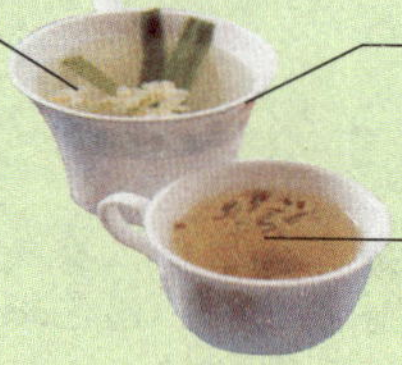

● **别名** 末丽花、抹丽花

● **性味** 性温，味辛、甘。

● **归经** 归肝、脾、胃经。

【选购】选购茉莉花茶时，先观其外观。一般特种茉莉花茶所用原料嫩度好。

◎相宜搭配

茉莉花+枸杞 ▶美容养颜、滋补肝肾	茉莉花+鸡蛋 ▶健脾疏肝
茉莉花+玫瑰花 ▶疏肝解郁、美白祛斑	

◎食疗功效 茉莉花为白色小花，香气袭人，是花卉中的佳品。茉莉花茶是将采摘来的含苞待放的茉莉鲜花与经加工干燥过的绿茶混合制成的再加工茶。具有提神醒脑、解郁散结、行气止痛、抗菌消炎等功效，可安定情绪、纾解郁闷、缓解胸腹胀痛、降血压、抑制细菌、止痛，对痢疾、便秘、肝炎、慢性支气管炎、疮疡、白内障等病症具有辅助治疗之效。

食用建议 便秘、肝炎、慢性支气管炎、角膜炎、疮疡、皮肤溃烂、白内障等患病者宜食。情绪容易激动或比较敏感、睡眠状况欠佳和身体较弱的人不宜食用。

玫瑰花茶

● **别名**
徘徊花

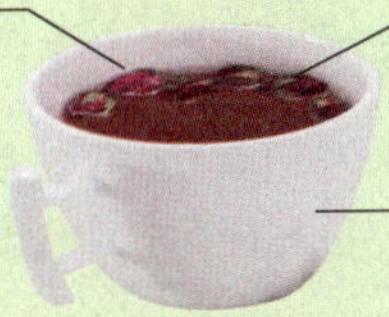

● **性味**
性温，味甘、微苦。

● **归经**
归肝、脾经。

【选购】买花茶时，先抓一把花茶掂掂重量，并仔细观察有无花片、梗子和碎末等。

◎相宜搭配

玫瑰花茶+薰衣草 	▶安抚、稳定情绪	玫瑰花茶+麦门冬 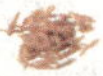	▶理气解郁、滋阴清热
玫瑰花茶+柠檬片 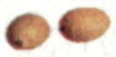	▶美容养颜、排毒瘦身	玫瑰花茶+丹参 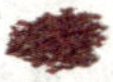	▶益气活血、养阴安神
玫瑰花茶+苹果花 	▶补血、纾解神经痛	玫瑰花茶+枸杞 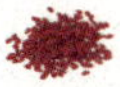	▶调节内分泌

◎食疗功效 具有疏肝利胆、理气解郁、柔肝醒脾、活血散瘀、调经止痛、促进胆汁分泌等功能，对胸闷、胃脘胀痛、月经不调及经前乳房胀痛等病症具有辅助治疗之效。此外，玫瑰花还具有美容养颜的功效，可使面部的皮肤柔嫩。

食用建议 女性在月经前或月经期间常会有情绪上的烦躁，喝玫瑰花茶可起到调节作用，脸上长斑、月经失调的女士也宜食。上班族坚持每天下午喝一杯玫瑰花茶能起到美容养颜的功效。但花粉过敏者及孕妇忌饮。

咖啡

● **别名**
无

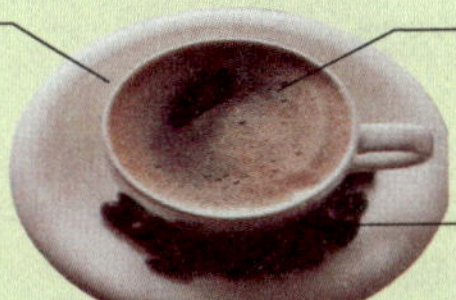

● **性味**
性温，味甘、苦。

● **归经**
归心经。

【选购】优质的咖啡豆大小均匀、色彩光泽无色斑。用鼻子闻香味浓郁香醇。

◎相宜搭配

咖啡+糖 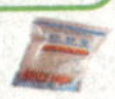	▶提高工作效率	咖啡+蜂蜜 	▶具有减肥的功效

◎食疗功效 咖啡是由咖啡豆磨制成粉，用热水冲泡而成的饮品。咖啡具有强心、利尿、兴奋、提神醒脑之功效。咖啡中所含的咖啡因，能刺激中枢神经，促进肝糖原分解，升高血糖、血压，适量饮用可使人暂时精力旺盛、思维敏捷。运动后饮用，有消除疲劳、恢复体力、振奋精神之功效。

食用建议 神疲乏力、精神萎靡不振、嗜睡、多睡者宜饮用，也适宜患有肺气肿、肺源性心脏病、慢性支气管炎等病症者饮用。冠心病、胃病、消化道溃疡等病症者不宜饮用，孕妇、失眠者忌饮。

调料类

调味料，也称佐料，是指被用来少量加入其他食物中用来改善味道的食品成分。而在这些调料里，也含有很多我们身体必需的营养元素和矿物质。例如，我们每天都要食用适量的盐来补充碘元素。吃饺子的时候，我们都喜欢蘸些醋来调味。而醋中含有丰富的营养元素，有消食化积等功效。在烹炒菜肴的时候通常加入一些大蒜调味能使菜肴美味香浓，同时大蒜还具有排毒的功效。在炖煮具有腥味的食物时通常加入生姜，能去腥味、发汗解毒。本节介绍了一些调料的特性，概述其功效以及一些饮食宜忌，让我们对调料类食材有一个更好的认识。

醋

别名 苦酒、醋酒、米醋

性味 性温，微酸、苦。

归经 归肝、胃经。

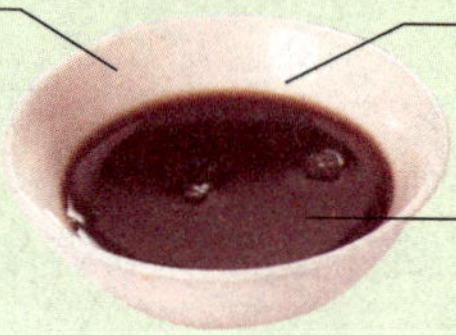

【选购】酿造食醋以琥珀色或红棕色、有光泽、体态澄清、浓度适当的为佳品。

◎相宜搭配

醋+生姜 ▶促进食欲	醋+芝麻 ▶促进铁、钙吸收
醋+芦荟 ▶缓解紧张情绪	醋+松花蛋 ▶可降低有毒物质
醋+鲤鱼 ▶提供丰富营养	

◎食疗功效 醋的主要成分是醋酸，还含有丰富的钙氨基酸、琥珀酸、葡萄酸、苹果酸、乳酸、B族维生素及盐类等。醋具有活血散瘀、消食化积、解毒的功效。用醋熏空气可以预防流感、上呼吸道感染。适当饮醋既可杀菌，又可促进胃肠消化功能，还可降低血压、防治动脉硬化。此外，食醋能滋润皮肤、改善皮肤的供血、对抗衰老。在烹调腥味食物时加醋能起到去腥的作用，还能使食物的味道更香浓。

食用建议 慢性萎缩性胃炎、胃酸缺乏、流行性感冒、白喉、麻疹、传染性肝炎等症者，发风疹者以及醉酒者宜食。脾胃湿甚、胃酸过多、支气管哮喘、严重胃及十二指肠溃疡患者不宜食用。

冰糖

● 别名
无

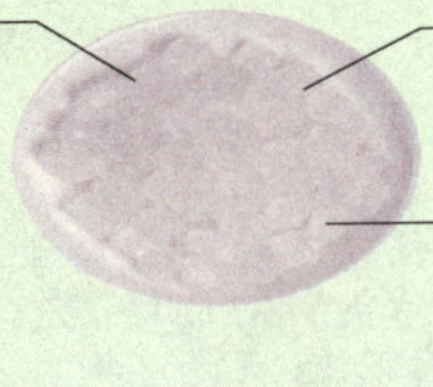

● 性味
性平，味甘。

● 归经
归肺、脾经。

【选购】冰糖要选择购买微黄的自然结晶的塔冰为好。

◎相宜搭配

冰糖+雪梨  ▶润肺养胃，化痰止咳

冰糖+金樱子 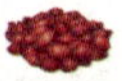 ▶补中益气，涩精固脱

冰糖+百合  ▶润肺止咳

冰糖+银耳  ▶滋补，清泄

◎食疗功效 冰糖是砂糖的结晶再制品。冰糖含有钾、磷、维生素A、钠、热量、硫胺素、钙、蛋白质等。冰糖具有补中益气、和胃润肺、止咳化痰、去烦止渴、清热降浊、养阴生津、止汗解毒等功效，对中气不足、肺热咳嗽、咯痰带血、阴虚久咳、口干咽燥、咽喉肿痛、小儿盗汗、风火牙痛等病症有食疗作用。

食用建议 冰糖的成分是含结晶水的葡萄糖，与白糖在体内分解的成分一样，所以冰糖可以代替白糖。肺燥咳嗽、干咳无痰、咯痰带血者宜食。糖尿病患者、高血糖患者忌食。

食盐

● 别名
盐巴、盐

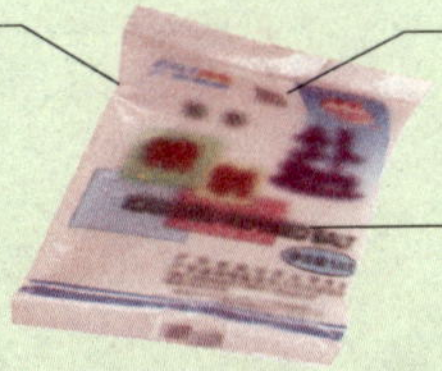

● 性味
性寒，味咸。

● 归经
归胃、肾、肺、大肠、小肠经。

【选购】优质食盐颜色洁白、结晶整齐一致、坚硬光滑、不结块，无反卤吸潮现象。

◎相宜搭配

食盐+凉开水  ▶清肠胃、调节水盐平衡

◎食疗功效 食盐的香味有很强的渗透力，能提出各种原料中的鲜味，调制出许多类味型的香味，有“百味之王”的美称。盐具有清火解毒、凉血滋肾、通便的功效。食盐渗透力强，可以解腻，除膻去腥，并能保持食物原味，使食物易于消化。还可以促进全身皮肤的新陈代谢，可防治某些皮肤病。

食用建议 急性胃肠炎者、呕吐腹泻者，炎夏中暑、多汗烦渴者，咽喉肿痛、口腔发炎、大便干结和习惯性便秘者宜食。咳嗽消渴者、水肿病人、高血压患者、肾脏病患者以及心血管疾病患者不宜多食。

红糖

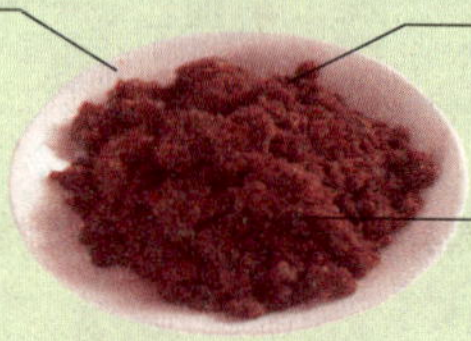

● 别名
砂糖、赤砂糖、紫砂糖、片黄糖

● 性味
性温，味甘甜。无毒。

● 归经
归肝、脾经。

【选购】优质的红糖呈晶粒状或粉末状，干燥而松散，不结块，不成团，无杂质，其水溶液清晰，无沉淀，无悬浮物。

◎相宜搭配

红糖+黑木耳  ▶补血暖身

红糖+花椒  ▶有回乳作用

红糖+八角 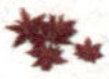 ▶治疗腰部扭伤

◎食疗功效 具有补中舒肝、止痛益气、调经和胃、和血化瘀、健脾暖胃的功效，对风寒感冒、脘腹冷痛、月经不调、产后恶露不尽、喘咳烦热、妇人血虚、食即吐逆等症有食疗作用。红糖中含有丰富的铁质，有良好的补血作用。

食用建议 低血糖患者，妇女体虚、月经不调、痛经、腰酸、经色暗红有血块者以及孕产妇宜食。平素痰湿偏盛者、消化不良者、肥胖症患者、糖尿病患者忌食。

葱

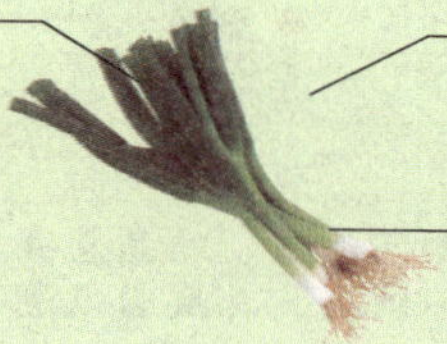

● 别名
芤、鹿胎、菜伯、葱白、季葱

● 性味
性温、味辛。

● 归经
归肺、胃经。

【选购】选购葱时，应以葱白鲜嫩、葱绿鲜脆的为佳。

◎相宜搭配

葱+兔肉 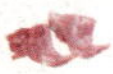 ▶提供丰富的营养

葱+牛肉 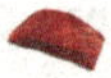 ▶可防治风寒感冒

葱+猪肉 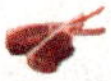 ▶增强人体免疫力

◎食疗功效 葱含有挥发性硫化物，具有特殊辛辣味，是重要的解腥调味品。中医学上葱具有杀菌、通乳、利尿、发汗和安眠的药效，对风寒感冒轻症、痈肿疮毒、痢疾脉微、寒凝腹痛、小便不利等病症有食疗作用。

食用建议 伤风感冒、发热无汗、头痛鼻塞、咳嗽痰多者，腹部受寒引起的腹痛腹泻者，胃寒之食欲不振、胃口不开者，孕妇，头皮多屑而痒者宜食。表虚、多汗者以及溃疡病患者不宜食用。

蒜

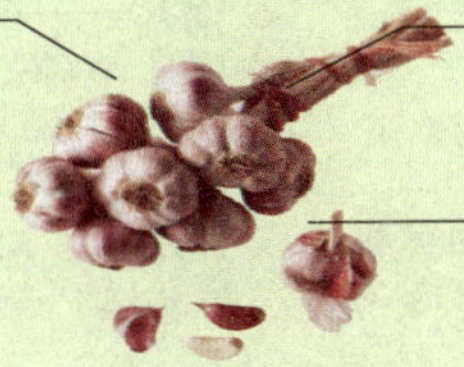

● 别名
葫、葫蒜

● 性味
性温，味辛。

● 归经
归脾、胃、肺经。

【选购】**以瓣种外皮干净，带光泽，无损伤和烂瓣的为上品。**

◎相宜搭配

蒜+醋 ▶治疗痢疾、肠炎	蒜+洋葱 ▶增强人体免疫力
蒜+猪肉 ▶提供丰富的营养	

◎食疗功效 蒜含有大量对人体有益的活性成分，可防病健身。蒜能杀菌，促进食欲，调节血脂、血压、血糖，可预防心脏病，抗肿瘤，保护肝脏，增强生殖功能，保护胃黏膜，抗衰老，还可防止铅中毒。

食用建议 糖尿病患者、有铅中毒倾向者、胃酸减少及胃酸缺乏者宜食。胃炎患者、胃溃疡患者、肝病患者、阴虚火旺者，常见面红、午后低热、口干便秘、烦热者，目疾、口齿喉舌疾患者不宜食用。

姜

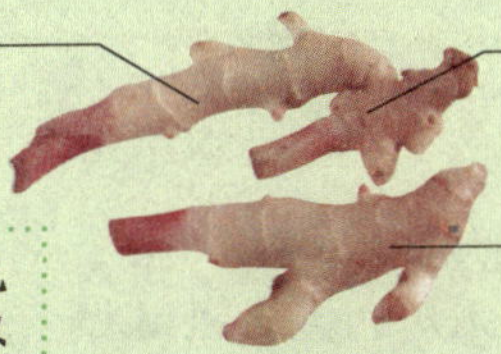

● 别名
生姜

● 性味
性微温，味辛。

● 归经
归脾、胃、肺经。

【选购】**要存放的鲜姜应选购外皮无伤、茎块肥厚的大块姜，掰掉小芽后可以埋在潮而不湿的细沙土或黄土中保存。**

◎相宜搭配

姜+醋 ▶减缓恶心和呕吐	姜+羊肉 ▶温中补血，调经散寒
姜+红糖 ▶预防感冒	姜+松花蛋 ▶延缓衰老

◎食疗功效 姜具有发汗解表、温中止呕、温肺止咳、解毒的功效，对外感风寒、胃寒呕吐、风寒咳嗽、腹痛腹泻、鱼蟹中毒等有食疗作用。

食用建议 伤风感冒、寒性痛经、晕车晕船者宜食。月经期间，可用生姜与红糖煮红糖水饮用，可缓解痛经，风湿患者可用生姜水泡脚，有很好的驱寒功效。阴虚内热及邪热亢盛者不宜食用。

辣椒

● **别名**
番椒、海椒、辣子、辣角、秦椒

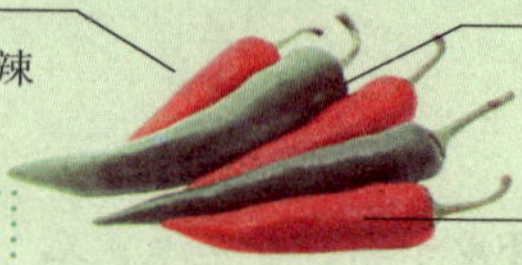

● **性味**
性热，味辛。

● **归经**
归脾、胃、心经。

【选购】质量好的辣椒表皮有光泽，无破损、无皱缩，形态丰满，无虫蛀。

◎相宜搭配

辣椒+醋  ▶开胃增食

辣椒+白菜 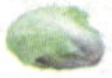 ▶助消化

辣椒+荠菜  ▶降血压、治头痛

◎食疗功效 辣椒含有丰富的辣椒素，对消化道有较强的刺激作用，有助于刺激胃液分泌，加速新陈代谢，并能减轻一般感冒症状，此外，辣椒还有促进消化、改善食欲、增强体力及杀菌防癌的功效。

食用建议 一般人群及食欲不振者、胃寒者宜食。慢性胃肠病、痔疮、皮炎、结核病、慢性气管炎及高血压患者，溃疡、食管炎、咳喘、甲状腺功能亢进、肾炎患者不宜食用。

八角

● **别名**
大料、中国大茴香、大茴香

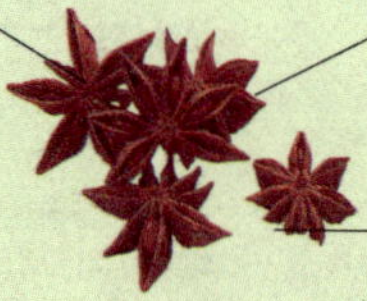

● **性味**
性温，味辛、甘。

● **归经**
归脾、肾经。

【选购】优质八角颗粒整齐完整，个大饱满，棕红色并有光泽，荚边裂缝较大，荚内籽粒明亮，香味浓烈。

◎相宜搭配

八角+小茴香 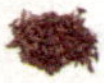 +乳香  ▶治小肠气坠

◎食疗功效 八角是八角茴香科八角属的一种植物。其同名的干燥果实是中国菜和东南亚地区烹饪的调味料之一。八角含蛋白质、脂肪、膳食纤维、茴香油、茴香烯和失水戊糖等。八角具强烈香味，有驱虫、温中理气、健胃止呕、祛寒、兴奋神经等功能，对胃寒呕逆、寒疝腹痛、肾虚腰疼、脚气等症有食疗作用。

食用建议 胃寒呃逆、寒疝腹痛、心腹冷痛、小肠疝气痛、肾虚腰痛、脚气病患者宜食。阴虚火旺的眼病患者和干燥综合征、更年期综合征、活动性肺结核、支气管哮喘、痛风、糖尿病、癌症患者不宜食用。

菜籽油

● **别名**
油菜籽油、香菜油

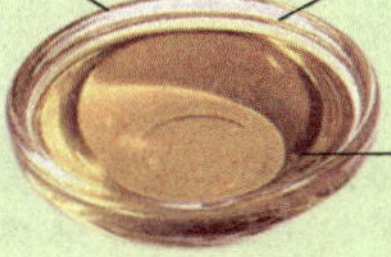

● **性味**
性温，味甘、辛。

● **归经**
归心、大肠经。

【选购】优质菜籽油，呈黄色至棕色、清澈透明，具有菜籽油固有的气味。

◎**相宜搭配**

菜籽油+柿子 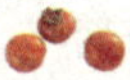 ▶可治疗冻疮

菜籽油+白菜 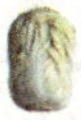 ▶通肠利便

◎**食疗功效** 菜籽油就是俗称的菜油，是用油菜籽榨出来的一种食用油。菜籽油色泽金黄或棕黄，有一定的刺激气味，民间引叫作“青气味”。这种气味是其中含有一定量的芥子戒所致，但特优品种的菜籽油则不含这种物质。菜籽油具有补虚、润肠之功效。所含的亚油酸等不饱和脂肪酸和维生素E等营养成分能够软化血管、延缓衰老。另外，菜籽油中富含种子磷脂，有助于血管、神经、大脑的发育。

食用建议 血管硬化、高血压、冠心病、高脂血症、胃酸增多、糖尿病、肝胆病等患者宜食。急性胃肠炎、腹泻、细菌性痢疾等患者不宜食用。高温加热后的油应避免反复使用。

玉米油

● **别名**
粟米油、玉米胚芽油

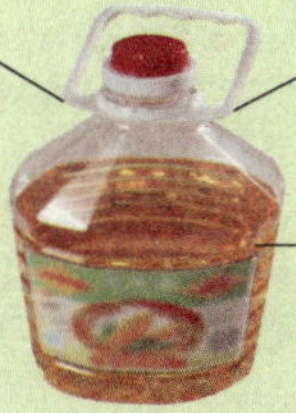

● **性味**
性温、味甘。

● **归经**
归心、大肠经。

【选购】挑选玉米油时要看说明书上是否标注100%源自优选玉米胚芽，是否选用非转基因原料。

◎**相宜搭配**

玉米油+鹌蛋  ▶可治眩晕症

玉米油+芹菜 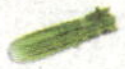 ▶降低血压

玉米油+芹菜 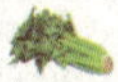 ▶降低血压

◎**食疗功效** 玉米油是在玉米炼油的基础上经过脱磷、脱酸、脱胶、脱色、脱臭和脱蜡精制而成的，在欧美国家享有“健康油”、“放心油”等美称。玉米油所含的亚油酸在人体内可与胆固醇相结合，有防治动脉粥样硬化的功效。较多的植物固醇可预防血管硬化，促进饱和脂肪酸和胆固醇的代谢；丰富的维生素E有增强新陈代谢、抗氧化的作用。

食用建议 玉米油勿重复使用，一冷一热容易变质。高血压患者、食欲不振者、便溏者、动脉粥样硬化者、心脑血管疾病患者宜食。遗尿患者不宜食用。

茶油

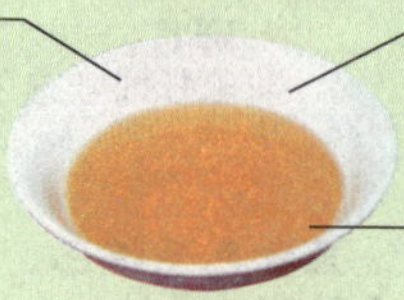

别名
油茶籽油、山茶油

性味
性温，味甘、辛。

归经
归大肠经。

【选购】茶油油体透亮，呈黄色或金黄色，闻上去香味浓郁，品尝时口感爽滑，留有余香。

◎相宜搭配

茶油+鸡蛋 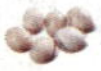 ▶止咳润燥

茶油+猪腰  ▶补肝肾

◎食疗功效 茶油是利用油茶的种子榨制的一种优质食用油，被称为“益寿油”“长寿油”，是举世公认的最好的食用油之一。茶油具有补虚、润肠之功效。茶油含有茶皂苷，可以降低胆固醇、抗癌，茶油还含有角鲨烯，可抗缺氧和抗疲劳。另外茶油还能提高免疫力及增进胃肠道功能。

食用建议 孕妇、婴幼儿、老年人以及冠心病、高脂血症、糖尿病、肝胆病、高血压等病症患者宜食。细菌性痢疾、急性胃肠炎、腹泻等病症患者不宜食用。

香油

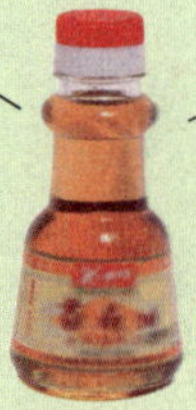

别名
芝麻油、麻油

性味
性温，味甘、辛。

归经
归肺、大肠经。

【选购】纯香油呈淡红色或红中带黄，透明度好，无浑浊，无沉淀和悬浮物，黏度小。

◎相宜搭配

香油+草莓 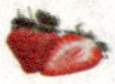 ▶清热解毒

香油+羊肝 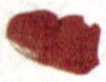 ▶止咳润肺

香油+白酒  ▶对白癜风有一定的疗效

◎食疗功效 香油是小磨香油和机制香油的统称，亦即具有浓郁或显著香味的芝麻油。香油具有补虚、润肠通便、润嗓利咽之功效。有助于促进消化、增强食欲。香油中含有丰富的维生素E，能够促进细胞分裂。它还含有亚油酸、油酸、亚麻酸等不饱和脂肪酸，对动脉硬化、冠心病、高血压等心血管疾病均有食疗作用。

食用建议 血管硬化、高血压、冠心病、高脂血症、糖尿病、大便干燥难解、蛔虫性肠梗阻者等病症患者宜食。患有细菌性痢疾、急性胃肠炎、腹泻等病症者不宜食用。